無壓力瘦身法

營養師教你超商、外食、喝酒、
食材選擇的瘦身法

管理營養師
高杉保美

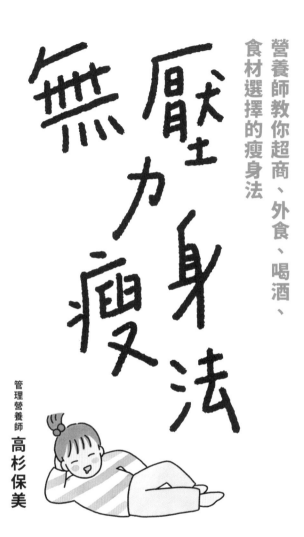

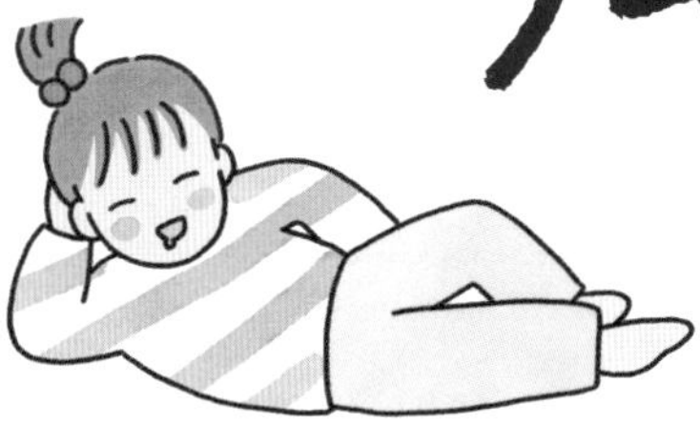

晨星出版

前言

「想要1週瘦下來」「想一口氣瘦10kg」「希望方法快速有效」。看來……似乎不少人都想要「快速變瘦」，如果能短時間內就看到結果，的確會讓人很高興呢！

當然，有些極端的方法能立竿見影。不過，這些方法都只能讓你暫時瘦下來，**如果沒持續控制飲食生活及運動，忍不住大暴走的話，可是會馬上復胖回來……說真的，不少人都陷入這無止境的輪迴中。**

其實，我也曾是陷入這輪迴的其中一人。就讀大學的同時，我開始了人生首次的一人生活。當時會跟朋友一起喝酒連續喝好幾天，在家基本上都是吃著從外面買回來的熟食或便當，結果沒想到短短一年就胖了13kg。

同學說我上臂很粗，讓我下定決心開始減肥。當時搭配了很激烈的運動和非常嚴格的飲食限制，雖然期間真的瘦了下來，身體卻也跟著出問題，不僅皮膚變粗糙，情緒也很容易低落。才發現這方法根本無法持之以恆，立刻又復胖回來。

有了那次經驗，我才意識到飲食的重要。就在取得管理營養師證照後，我進入了業界最大規模的個人健身房，為超過2000名民眾進行營養指導。

before

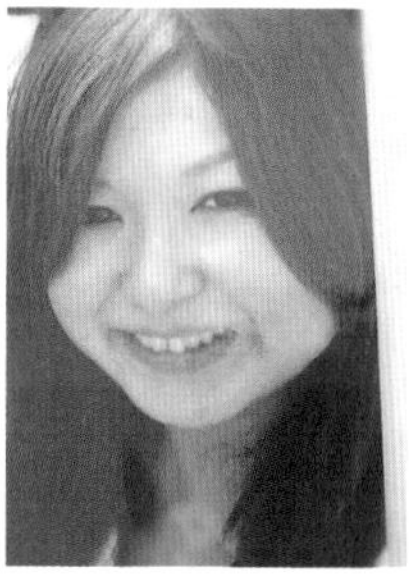

一年竟然胖13kg！皮膚也變得很粗糙……。

after

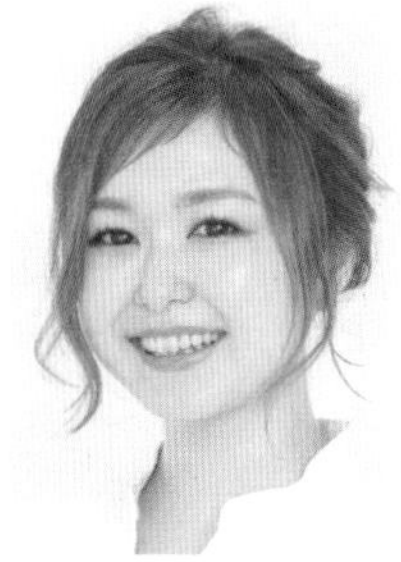

半年減重15kg！無論是情緒還是體態上都變得很穩定。

在給予各類型民眾協助的過程中，我發現很多人會因為「想趕快瘦」，所以對吃這件事覺得很罪惡，卻因此導致營養失衡、身體不適，或是累積龐大壓力。

對此，我根據自己實際的體驗以及一路的飲食指導經驗，不斷思考有沒有哪種方法，是無壓力卻又能百分之百獲得成果？最後，終於讓我找到可行的方法。

我深知健康飲食的重要性，但又很喜歡喝酒，抗拒不了超商的食物，卻也因為自己意志薄弱的懶散性格，才有辦法打造出「無壓力瘦身法」。

沒錯，我要跟各位分享的，就是會讓大家羨慕說出「你輕輕鬆鬆就瘦下來嗎？也太偷吃步了吧！」的瘦身法。跟必須放棄享受美食的減肥說再見。有了這本書，你就能學會怎麼打造「永不變胖&輕鬆瘦」的身體。

除了好好品嘗每天的餐點，當然也不能放過享受零食、外食甚至是美酒的機會！因為這才是擁有健康、美麗體態的捷徑喔！

管理營養師　高杉保美

前言……2

Chapter 1

無壓力瘦身 方法篇

好麻煩，永遠結束不了

什麼是無壓力瘦身減肥？……8
什麼是無壓力瘦身法？……10
無壓力瘦身法❶ 低空飛過醣類及格線……12
無壓力瘦身法❷ 挑選不會變胖的油類……14
無壓力瘦身法❸ 蛋白質絕對不能少！……16
無壓力瘦身法❹ 增添膳食纖維……17
打造易瘦體質 無壓力瘦身 營養學小知識……18
這樣就能瘦下來！ 無壓力瘦身 如何搭配菜單？……20
慢慢減重！ 無壓力瘦身 如何建立計畫？……22
如何使用本書……24

Chapter 2

無壓力瘦身 自備餐點篇

只要3步驟就能享受美味

這就是無壓力瘦身餐……26
不知道吃什麼就選這些！ 無壓力瘦身 食材挑選法……28

Chapter 3

無壓力瘦身 超商飲食篇

沒空的時候也要講究健康

這些都是能讓你無壓力瘦身的超商食物……52
這些不要選！ 吃了會變胖的超商食物……54
三明治……56
蕎麥麵……57
減醣麵包……58
減醣麵……59
即食雞胸肉……60
烤魚……61
罐頭……62
鍋物……63
味噌湯……64
沙拉……65
水煮蛋……66
蛋白產品……67
烤肉串……68
薑汁燒肉……69
減醣點心……70
優格……71

早餐❶ 鯖魚三明治……30
早餐❷ 鮪魚菇歐姆蛋……31
早餐❸ 健康熱狗堡……32
早餐❹ 火腿蛋……33
中餐❶ 精力減醣麵……34
中餐❷ 健康蛋包飯……35
中餐❸ 鯖魚番茄沾麵……36
中餐❹ 科布沙拉……37
中餐❺ 咖哩烏龍風味麵……38
中餐❻ 健康漢堡排……39
中餐❼ 超簡單烤牛肉……40
晚餐❶ 香煎鹽麴雞胸肉……41
晚餐❷ 微波悶蒸鮭魚金針菇……42
晚餐❸ 納豆泡菜豆腐……43
晚餐❹ 梅花豬大白菜豆漿鍋……44
晚餐❺ 雞柳佐梅肉……45
晚餐❻ 蔥味涮豬肉……46
晚餐❼ 鮪魚排……47
點心❶ 腸活優格……48
點心❷ 滿滿葡萄柚……49
COLUMN 1……50

Chapter 4

無壓力瘦身 外食篇

好好享受，不需要有罪惡感

COLUMN 2……72
如何挑選日式料理？……74
日式料理❶ 生魚片套餐……75
日式料理❷ 烤魚套餐……76
日式料理❸ 鹽麴燒肉套餐……77
如何挑選義式料理？……78
義式料理❶ 義式冷盤……79
義式料理❷ 燉牛肚……80
義式料理❸ 義式水煮魚……81
如何挑選中式料理？……82
中式料理❶ 韭菜炒豬肝……83
中式料理❷ 酸辣湯……84
中式料理❸ 青椒肉絲……85
如何挑選韓式料理？……86
韓式料理❶ 嫩豆腐鍋……87
韓式料理❷ 雪濃湯……88
韓式料理❸ 韓式菜包肉……89

Chapter 5

在家庭餐廳怎麼點？……90
家庭餐廳❶ 日式漢堡排……91
家庭餐廳❷ 牛瘦肉排……92
家庭餐廳❸ 炙燒雞排……93
在燒烤店怎麼點？……94
燒烤❶ 橫膈膜……95
燒烤❷ 里肌肉……96
燒烤❸ 牛舌……97
在壽司店怎麼點？……98
壽司❶ 赤身握壽司……99
壽司❷ 青皮魚握壽司……100
壽司❸ 茶碗蒸……101
COLUMN 3……102

想喝就喝別忍耐！無壓力瘦身 飲酒篇

這樣喝才能無壓力輕鬆瘦……104
不知道喝什麼就選這些！ 無壓力瘦身 酒類挑選法……106
鹽麴醃小黃瓜……108
酪梨佐蘿蔔泥……109
梅子風味胡蘿蔔絲沙拉……110
甜辣醬拌炒雞胸肉……111
橄欖油蒜辣毛豆……112
雞鬆de無限青椒……113
番茄起司燒……114
魩仔魚涼拌豆腐……115
水煮蛋佐鹽昆布……116
橄欖油蒜辣義大利風味麵……117
COLUMN 4……118

Chapter 6

請問保美老師！無壓力瘦身 諮詢室

結尾……126
參考文獻……127

Chapter 1

無壓力瘦身法

方法篇

好麻煩，永遠結束不了

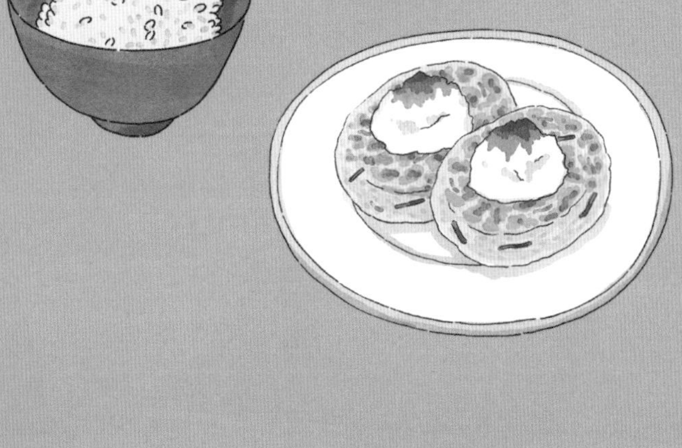

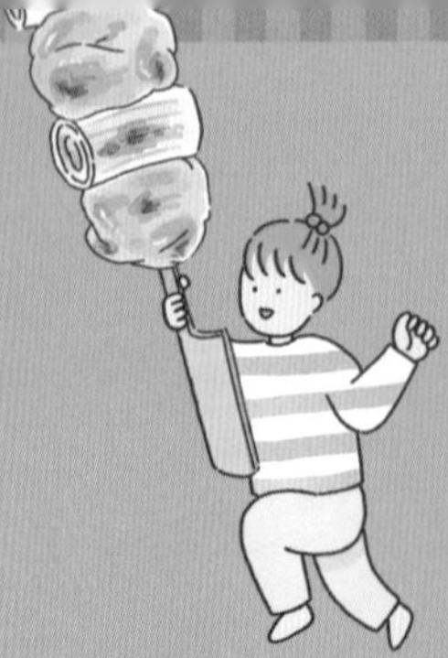

什麼是無壓力瘦身減肥？

「沒有一種減肥法能持之以恆」

「無壓力瘦身減肥」就是為這種人打造的方法。

是一種不用苦了自己，
也能輕鬆持續下去的減肥法。

不用痛苦限制飲食，三餐都想來點美味也ＯＫ！

既然是管理營養師打造的方法，營養當然滿分。
更不必擔心減肥過程會出現的便祕或皮膚變差問題。

無論是便利超商食物、在外用餐，甚至是最愛的美酒都無需說不！

只要聰明挑選不易發胖的品項就沒問題。

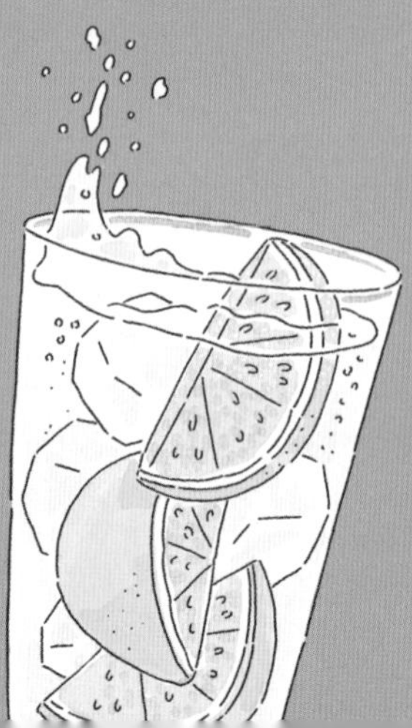

提升免疫力

活化腦部

然後，也不用運動累死自己。

打從一開始就不需要刻意養成勉強自己的習慣！

減肥的最佳捷徑是持之以恆。

讓我來教教各位什麼是輕鬆「無壓力」瘦身法。

減少空腹感

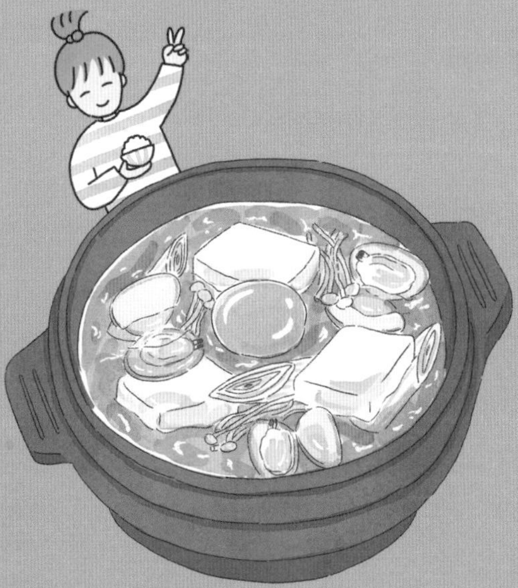

防止醣化（老化）

預防水腫

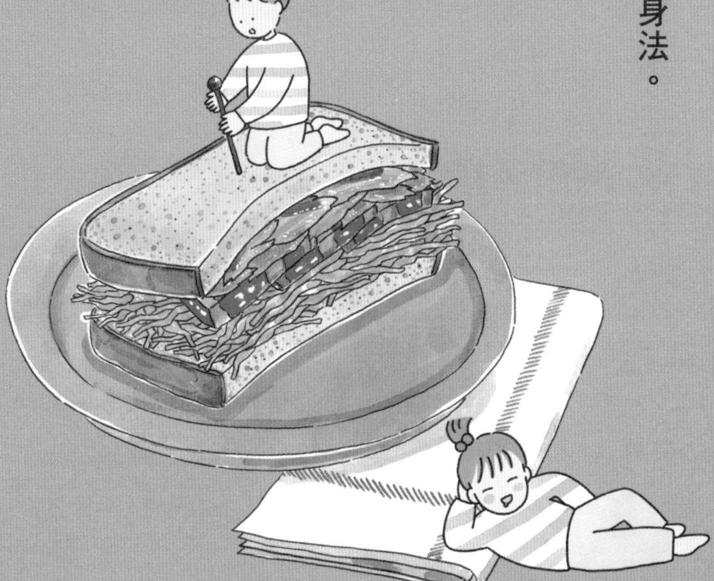

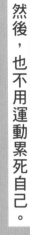

抗老化功效

什麼是無壓力瘦身法？

無壓力瘦身減肥有個大前提，
那就是要健康地持續下去。
這個方法不會過度嚴格限制醣類和脂質攝取，
能讓大家沒有壓力地瘦下來。
不必什麼事都要忍耐，而是要懂得挑選能讓自己
低空飛過及格線，同時不易變胖的選項。
只要遵守④個方法，
無論外食還是美酒，都能盡情享用。

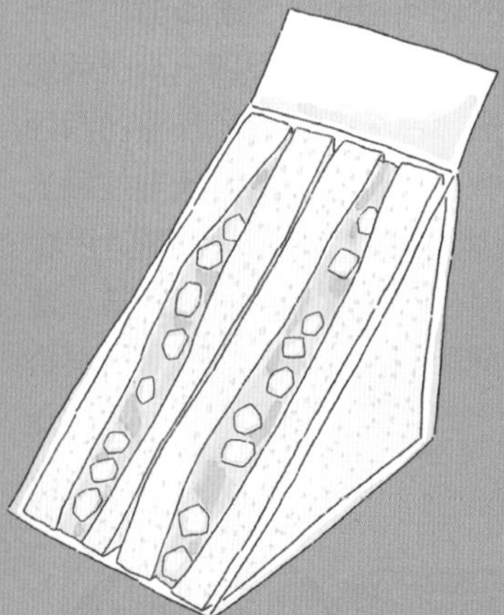

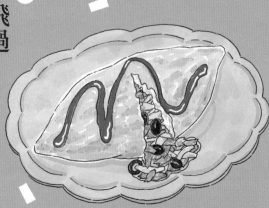

方法①
低空飛過醣類及格線

如果太刻意減少醣類攝取量，
可是會對身體造成負面影響。
其實有些醣類不易囤積體內，
還要知道怎樣的分量跟品質才算剛好。

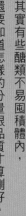

方法2 挑選不會變胖的油類

氧化的油和反式脂肪都是壞油，也就是會讓身體變胖的油。好油有助脂肪燃燒，為減肥加分。

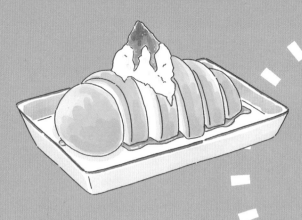

方法3 蛋白質絕對不能少！

確實攝取蛋白質才能維持肌肉量，促進代謝，打造易瘦體質。蛋白質是日本人很容易缺乏的營養素，會建議各位積極攝取。

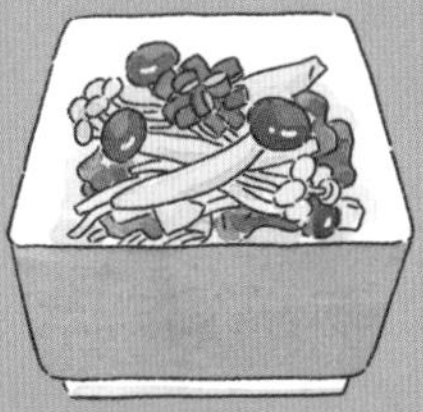

方法4 增添膳食纖維

減肥過程容易出現便祕，所以要加入菇類、海藻和豆類。這些食材不僅能阻礙醣類和脂質吸收，還可以整頓腸道，避免上述物質囤積體內。

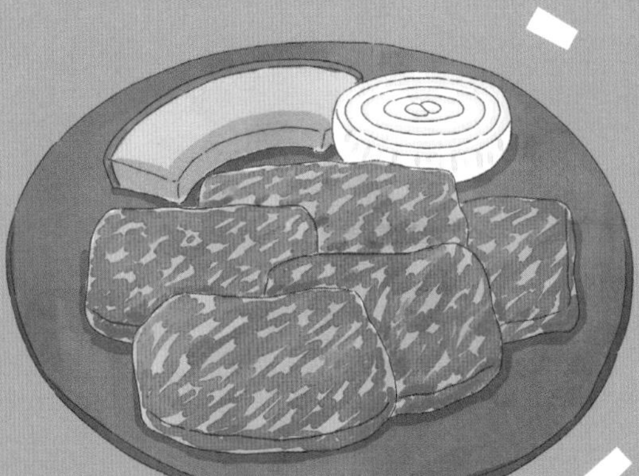

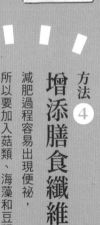

無壓力瘦身法 方法篇 ①

低空飛過醣類及格線

太過極端減少醣類攝取量的話，可能會因為膳食纖維不足出現便祕，或是低血糖導致頭痛，造成身體諸多不適，所以最好的方法是避免過度管控，每天還是要攝取必要分量。只要一天不超過120g，每餐（早、中餐）控制在50g以內，醣類就比較不會累積體內，吃起來也將更安心！另外，還會建議各位挑選低升糖指數的低GI食物或低精製度的品項。吃麵包或米飯時，褐色會比白色好，吃不慣糙米飯的人可以混著白米飯吃。

早上和中午吃飯OK

建議每天的醣類攝取量不要超過120g。一個飯碗（150g）的醣類含量大約55g。想無壓力瘦身的話，一餐（早、中餐）的飯類最佳分量會是100g。

挑選低GI主食

GI是指升糖指數。蕎麥麵比烏龍麵好，裸麥、全麥麵包會贏過白麵包，所以要學會怎麼挑選低GI的食物。

靠零食打造易瘦體質

每天從零食攝取的醣類切勿超過20g，而且要儘量分2次進食。如果是吃優格，還能改善腸道環境，促進代謝！

要挑選低GI食物！

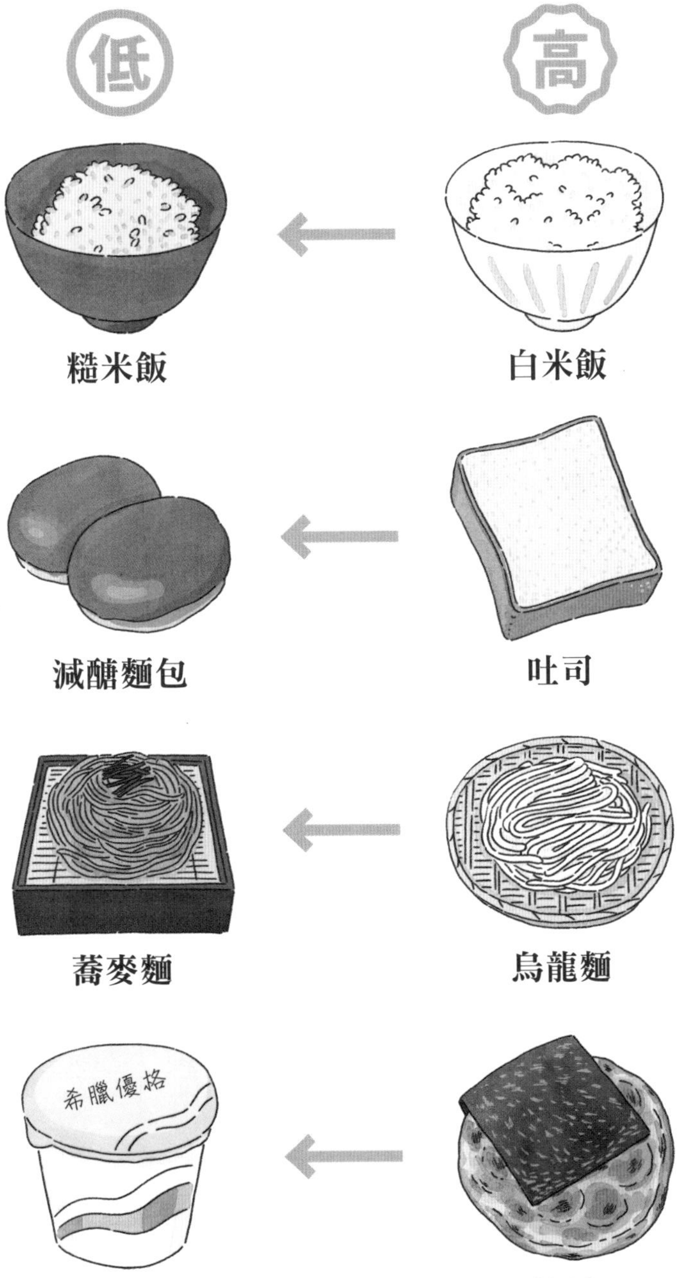
低
高
糙米飯
白米飯
減醣麵包
吐司
蕎麥麵
烏龍麵
希臘優格
優格
仙貝

無壓力瘦身法 方法篇②

挑選不會變胖的油類

油類往往被視為減肥的敵人，但其實這想法可是大錯特錯。能幫助我們健康變瘦的好油不僅會促進代謝，還能抑制脂肪細胞增加。含有α-亞麻油酸、DHA、EPA等Omega-3脂肪酸的亞麻仁油、魚油、荏胡麻油，以及含有中鏈脂肪酸的椰子油、MCT油，或是含有Omega-9脂肪酸的橄欖油、米油都是對身體有益的好油。但是，再好的油也不能攝取過量。建議每天攝取約莫1大匙即可。

不要過度限制脂質攝取量

嚴格限制脂質攝取可能會造成肌膚粗糙、便祕、荷爾蒙失調，所以每天還是要攝取1大匙左右的好油喔。

讓優質油品變神隊友

Omega-3脂肪酸和中鏈脂肪酸等好油其實是減肥的神隊友，這些成分甚至能形成消化酶及荷爾蒙，減少內臟脂肪呢！

不要挑選會變胖的油類

Omega-6脂肪酸、氧化的油、動物性脂肪、反式脂肪會增加低密度脂蛋白膽固醇和內臟脂肪，務必特別留意。

要挑選優質油品！

選這些就對了！

中鏈脂肪酸（椰子油、MCT油等）

容易轉換成能量，可提升脂肪燃燒效果。椰子油富含維生素E，兼具美容功效。MCT油的特徵在於無味、無臭，方便運用。

Omega-3脂肪酸（亞麻仁油、魚油、荏胡麻油等）

能改善血液循環、降低血壓。亞麻仁油、魚油、荏胡麻油都含有Omega-3脂肪酸，尤其是亞麻仁油還能抗氧化，非常推薦。魚油本身不耐熱，若要攝取的話，生魚片會是最佳選項。

Omega-9脂肪酸（橄欖油、米油等）

能降低低密度脂蛋白膽固醇，甚至預防動脈硬化及高血壓。能促進腸道蠕動的功效對於預防便祕也很有幫助。Omega-9脂肪酸較耐熱，只要不是油炸烹調，使用範圍也算相當廣泛。

不要選這些油！

Omega-6脂肪酸

會引起細胞發炎。一旦過量也容易轉變成脂肪。日常生活飲食基本上都會攝入Omega-6脂肪酸，所以要做好自我管控，避免攝取過量。

氧化的油

油炸加熱後過了一段時間，或是反覆油炸到已經氧化的油。一旦攝取氧化的油，身體也會變得容易氧化，甚至促進老化……。

動物性脂肪

肉類所含的脂肪。如果挑選油花豐富的肉類，可能因此攝取過量，所以會建議儘量挑選油花少的瘦肉。

反式脂肪

人工固化加工而成的油類。因為是人工製造，肝臟很難代謝掉，容易囤積體內。反式脂肪代謝時會消耗大量維生素與礦物質，也必須多加留意。

蛋白質絕對不能少！

蛋白質對減肥來說非常重要。增加蛋白質攝取量能提高基礎代謝率，打造出脂肪更容易燃燒的易瘦體質。蛋白質也是構成肌膚、頭髮、指甲的成分，是讓自己變美的基礎。請各位依上面算式，掌握自己需要的蛋白質攝取量。除了肉類、魚類等動物性蛋白質，還可以挑選豆類和植物性蛋白質。要挑選各式各樣的食材，儘量避免種類太過單一。

✔ 每天的建議攝取量為體重×1.5g

如果是體重60kg的人，攝取量為60×1.5g＝90g。建議每天攝取90g，也就是一餐30g的蛋白質。不足的部分可靠餐間點心來補充。

✔ 肉類和魚類要以瘦肉為主

肉類和魚類的瘦肉富含高蛋白質，而且脂質少、熱量低。每100g的肉類、魚類約莫含有20～25g蛋白質。

✔ 不要只攝取單一種類

也要攝取肉類、魚類之外的蛋白質喔。一顆蛋的蛋白質為6～10g、一盒納豆8g、每100g豆腐則含有4～7g蛋白質。

無壓力瘦身法

方法篇 4

增添膳食纖維

讓腸道蠕動，避免囤積！

膳食纖維進入體內後，會在胃部和腸道吸收水分並膨脹，進而刺激腸道。這樣就能促進腸道蠕動，使排便更順暢！

水溶性有助穩定吸收

水溶性膳食纖維會在胃腸慢慢移動，減緩醣類吸收。海藻、蒟蒻、大麥都富含水溶性膳食纖維。

非水溶性會刺激腸道

非水溶性膳食纖維可以增加糞便體積，刺激腸道蠕動。菇類、豆類、穀類、牛蒡等食物都富含非水溶性膳食纖維。

豆類、穀類、蔬菜、菇類、海藻所含的膳食纖維可分成兩類。海帶芽、蒟蒻內含的水溶性膳食纖維帶黏性，能在胃腸裡緩慢移動，讓人很有飽足感，避免吃太多或血糖急速攀升。大豆、菇類的非水溶性膳食纖維吸收水分就會膨脹，進而刺激腸道，促進排便。均衡攝取這兩種膳食纖維非常重要。每天只要攝取20g膳食纖維就算及格喔！

吃的順序

蔬菜能抑制醣類和脂質的吸收，所以要先吃。身體會依照吃的順序逐一吸收，所以最好的順序是先享用湯汁→配菜，碳水化合物放在最後。蔬菜的膳食纖維能減緩血糖上升，抑制胰島素（※1）分泌，如此一來就不容易形成脂肪。

吃的時間

人類的身體無法同時進行消化、吸收和排泄。當每餐只相隔2～3小時，時間太短的話，身體就會專注在吸收上，缺少燃燒脂肪的時間，所以每餐至少要間隔4小時，讓身體徹底消化。還要避免晚上10點之後用餐喔。

吃的分量

我們可以搭配人體節律，按時間控制進食量。黃金配比是早3：中5：晚2。早上代謝會慢慢提升，所以需要攝入蛋白質。中午活動量大，可以吃高營養價值的食物。晚上的選擇則要著重在是否好消化。

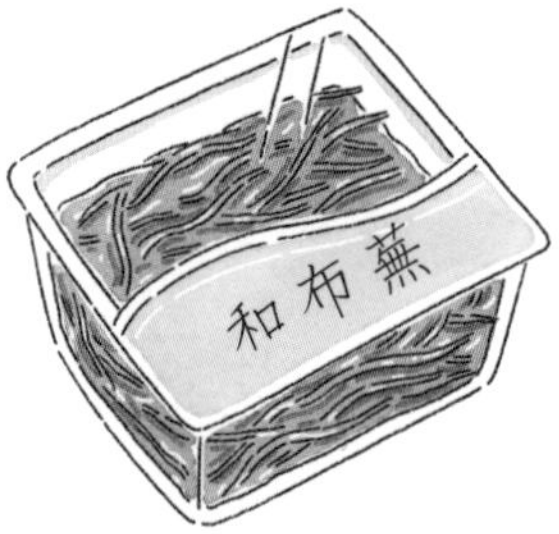

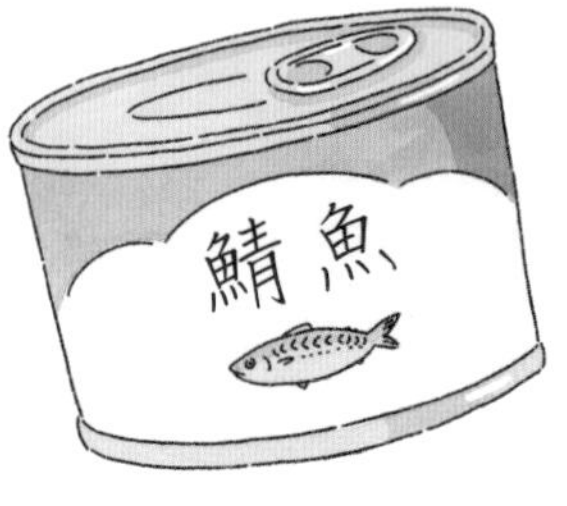

※1 有助降低血糖的荷爾蒙，還能將血液中的糖分轉換成脂肪，囤積於體內。

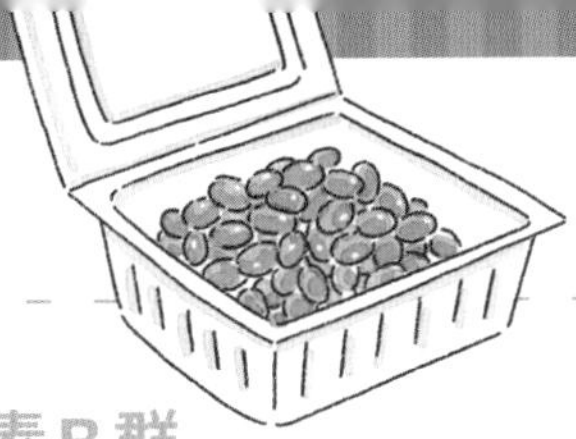

推薦營養素

維生素B群
代謝醣類和脂質不可或缺的營養素。維生素B群不足容易使脂肪囤積體內，甚至會讓心情上覺得有壓力。

鎂
人體容易缺乏的礦物質，有飲酒習慣的人缺鎂情況更是明顯。一旦鎂攝取量不足，代謝就會變差，容易水腫跟疲累，所以要多加留意。

中鏈脂肪酸
唯一一種能直接送抵肝臟、形成能量的油類，有助脂肪燃燒。不妨每天服用營養食品來攝取中鏈脂肪酸。

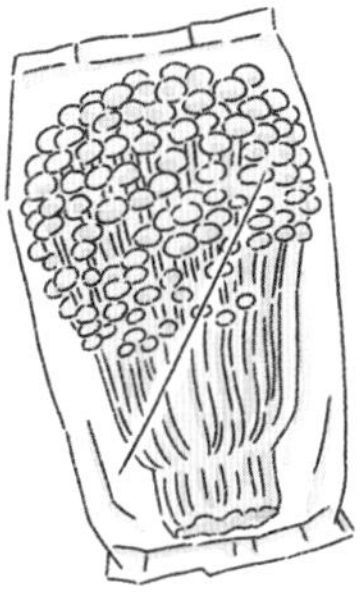

維生素D
跟蛋白質一起攝取的話，能促進肌肉合成，打造易瘦體質。日曬時間太短的話，體內會不易形成維生素D，這時可透過菇類補充。

鐵
不足會使代謝和血液循環變差，對減肥造成阻礙。建議攝取富含血色素的瘦肉或魚類來補充。

左旋肉鹼（L-Carnitine）
隨年齡增長，體內的左旋肉鹼生成量也會減少，所以是必須透過飲食積極攝取的營養素。左旋肉鹼還能維持住會隨年紀不斷變差的基礎代謝率。

維生素C
身體感受龐大壓力時會大量消耗，所以減肥過程容易出現維生素C不足的情況。另外還會引起肌膚粗糙、疲勞等不適症狀，建議積極補充。

鋅
常喝酒容易缺乏鋅，搭配零食補充最方便。海鮮、牛肉都含有鋅，用來當下酒菜再適合不過了。

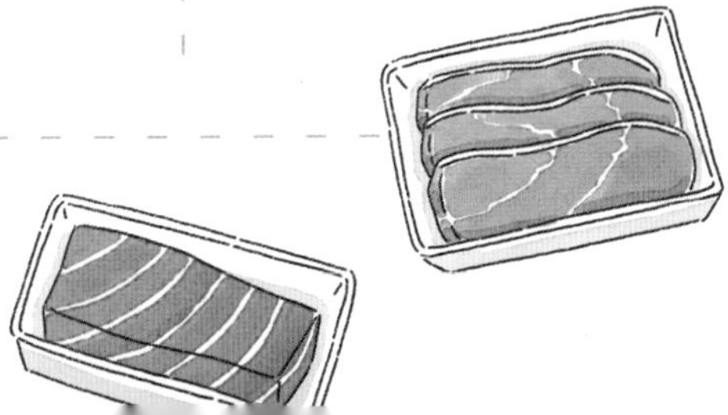

搭配自己喜歡的食物

不管是自己煮、買超商的東西，還是外食，各位可以按照自己的生活模式，自由組合搭配！只要記得符合「無壓力瘦身法」，注意進食量跟營養均衡就可以。開心享受食物比什麼都重要！

偶爾也要來個犒賞日

減肥期間代謝可能會變差，如果發現自己體溫變低，就要執行犒賞日。為了讓代謝重新提升，犒賞日也要記得攝取一直控制分量的碳水化合物。建議可以每週執行一天，但犒賞日之後的48小時內要減少攝取醣類和脂質。

如果便祕就要重新評估菜單內容

便祕也是代謝變差的指標。一旦進食量跟水分攝取量明顯減少就很容易便祕，所以必須特別注意。各位可以增加膳食纖維、蛋白質，或是加入優質油品，重新評估菜單內容。

儘量別忍耐！

一旦感到壓力，人體就會分泌俗稱壓力荷爾蒙的「皮質醇」。這種成分會在餐後分泌過量胰島素，容易形成脂肪，非常難纏。覺得非常難受時，不妨享用自己愛的食物或酒，消除一下壓力吧！

一日菜單範例

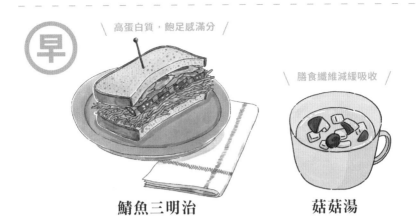

早

\ 高蛋白質，飽足感滿分 /

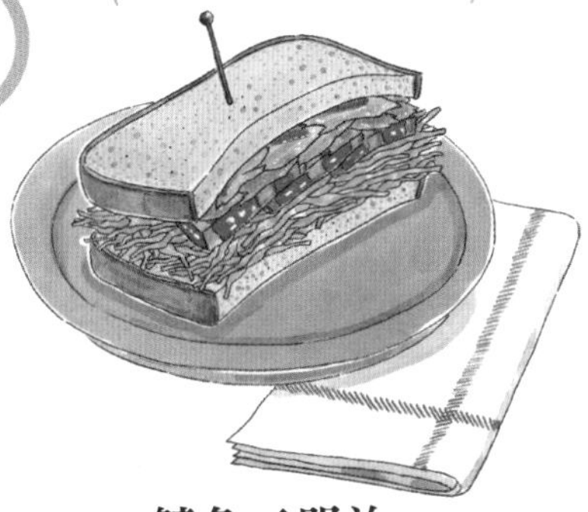

鯖魚三明治

\ 膳食纖維減緩吸收 /

菇菇湯

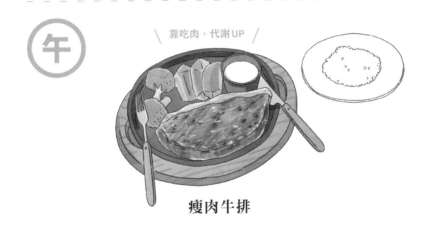

午

\ 靠吃肉，代謝UP /

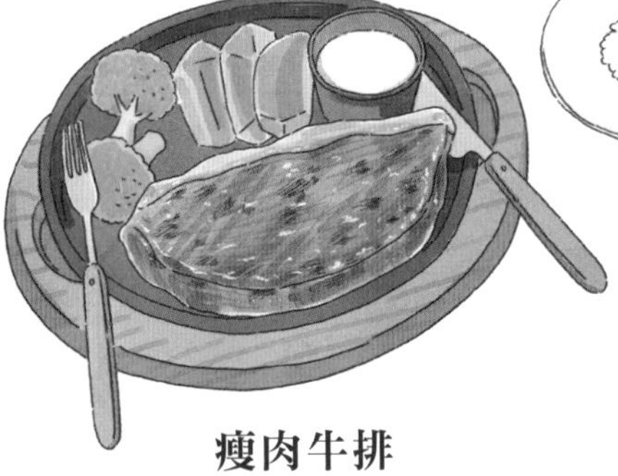

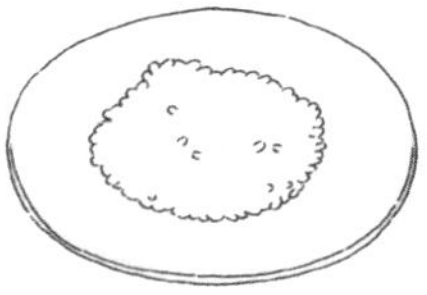

瘦肉牛排

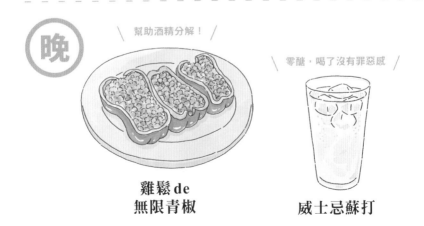

晚

\ 幫助酒精分解！ /

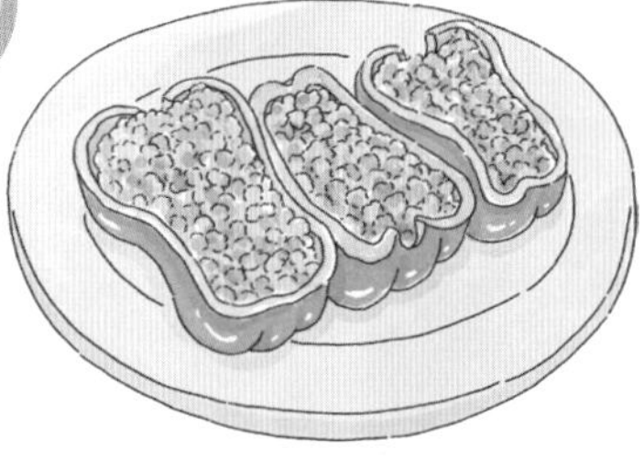

雞鬆de
無限青椒

\ 零醣，喝了沒有罪惡感 /

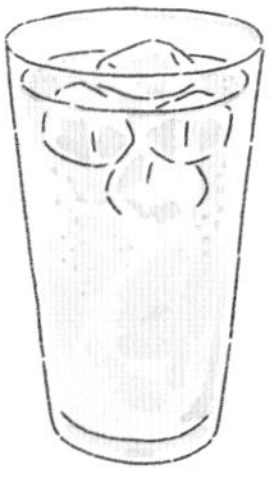

威士忌蘇打

慢慢減重！無壓力瘦身法 如何建立計畫？

目標體重參考值

健康體重

$(身高【m】)^2 \times 22$

= □ kg

美容體重

$(身高【m】)^2 \times 20$

= □ kg

例）若身高為158cm　健康體重 $(1.58)^2 \times 22 =$ 約55kg
美容體重 $(1.58)^2 \times 20 =$ 約50kg

想要減肥，訂出目標其實很重要，而體重就是減肥成不成功的指標之一。健康體重會把BMI（用身高和體重算出肥胖程度）設定22來計算，但得到的數值或許會讓你覺得偏重。反觀，美容體重是指維持健康狀態的同時，還擁有窈窕外表的體重。不過，各位還是必須知道，體重只是其中一個指標，用來參考就好，千萬別讓自己陷入數字魔咒。想要保有健康，那麼BMI就不能超過18．5，這點要請各位特

3個月慢瘦計畫

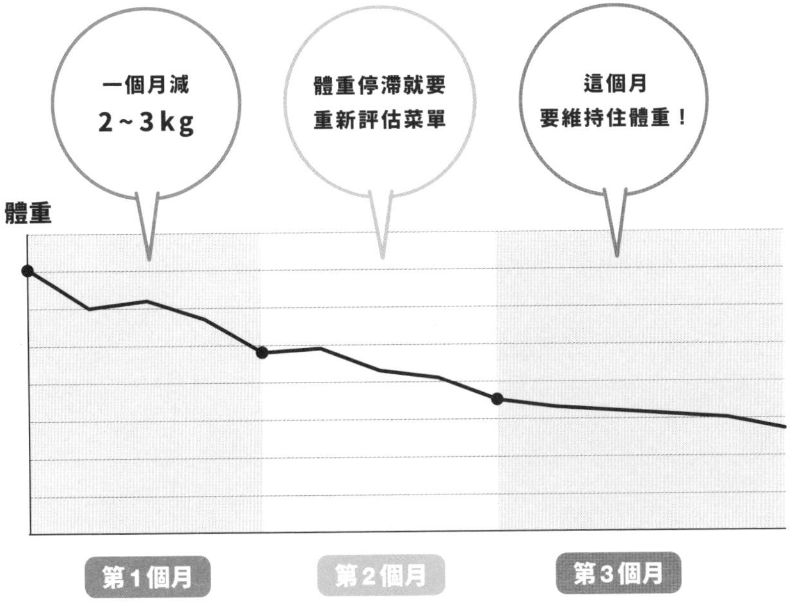
一個月減
2～3kg
體重停滯就要
重新評估菜單
這個月
要維持住體重！
體重
第1個月
第2個月
第3個月

※圖表為參考示意。

別留意。

人體循環大約每3個月算一週期。所以，只要在這期間內慢慢瘦下來，身體就能趨向不復胖的穩定狀態。若每月瘦個2～3kg，半年甚至能減重10kg。最初減掉2～3kg後會邁入停滯期，這時會建議搭配犒賞日或重新評估菜單。不要亂了步調，繼續遵循方法，最重要的是持之以恆2個月，接著體重大約會停滯1個月。這段期間務必維持住體重，才能避免之後復胖。不要追求快速暴瘦，放慢步調，沒有壓力地持續下去才是關鍵。

材料說明

- 材料為2人份。營養價值、插畫內容物則為1人份。
- 計量單位：1大匙＝15ml、1小匙＝5ml。
- 若無特別註記，鹽就是指「精製鹽」、醬油為「濃口醬油」、醋為「穀物醋」、橄欖油為「特級初榨橄欖油」、高湯為「顆粒高湯粉」、鰹魚露為「3倍濃縮」。

食譜說明

- 省略食譜中清洗食材、削皮、去蒂頭、切掉菇類根部等步驟。
- 微波爐加熱時間是以600W規格來計算。若是500W微波爐，時間要乘以1.2倍。設備不同，加熱時間也會不太一樣，請按實際情況調整。
- 若火候沒有特別說明，都是指中火。火候大小和加熱時間也是要依實際情況做適當調整。

營養價值等說明

- 菜單頁面標示的 🌅＝早上、☼＝中午、☽＝晚上、🍵＝點心，代表推薦的享用時段。
- 營養價值為參考值，會隨實際使用的食材、商品改變。Chapter3提到的營養價值是參考既有產品的平均數值，Chapter4的營養價值則是以一人份材料為前提估算出的數值。敬請各位簡單作為參考，精準數值還是要參照商品包裝說明或餐廳菜單內容。
- 插畫為示意圖。Chapter3、4介紹的菜單並非指某些特定商品。

※書中提到的減肥成效會因人而異。

※懷孕、罹病及正在固定就醫看診的讀者請跟醫生討論後，在可行的範圍內執行。

※身體若不舒服請停止執行，勿勉強自己。

chapter 2

無壓力瘦身法

自備餐點篇

只要3步驟就能享受美味

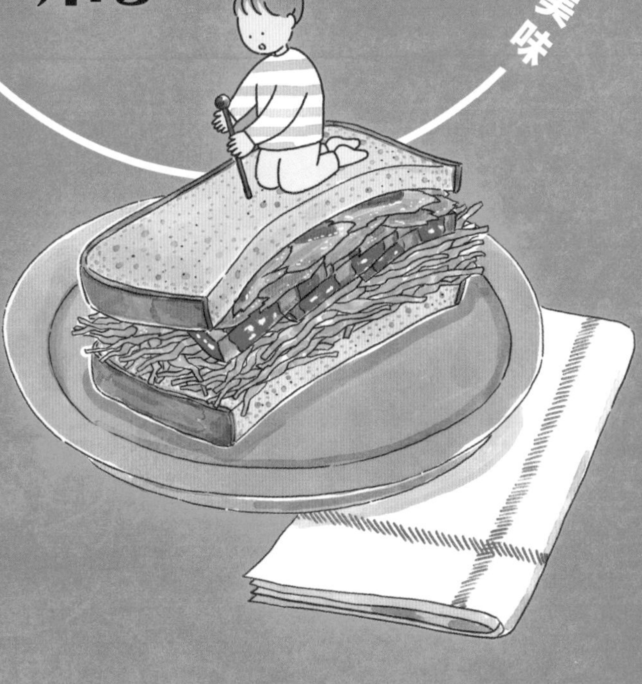

這就是無壓力瘦身餐

無論是忙碌的早晨還是疲憊的夜晚，
不用花時間準備也能享受美味。
只要3步驟（有時甚至是2步驟），
料理就是減肥和變美的神隊友。
就讓我們參考無壓力瘦身的方法，
搭配均衡的醣類、脂質、蛋白質、膳食纖維，
想想一天該怎麼吃吧！

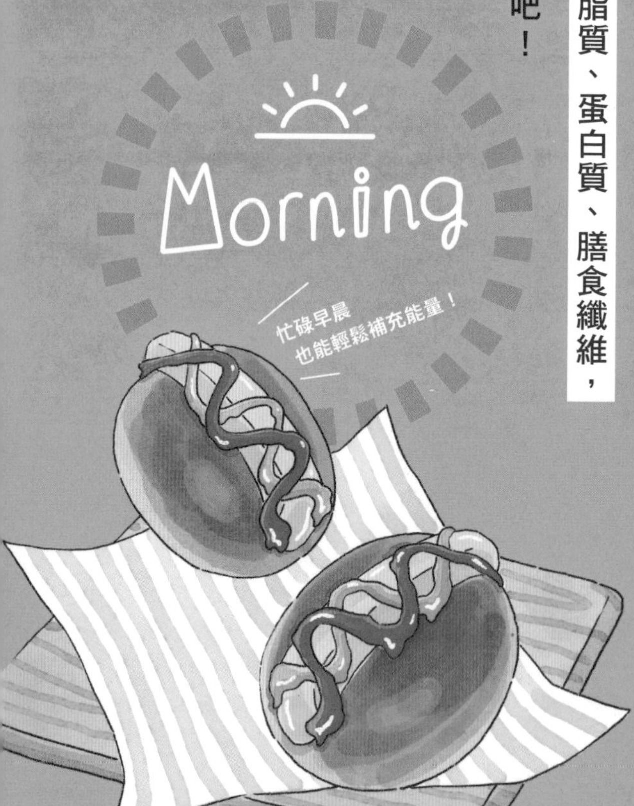
Morning
忙碌早晨
也能輕鬆補充能量！

健康熱狗堡

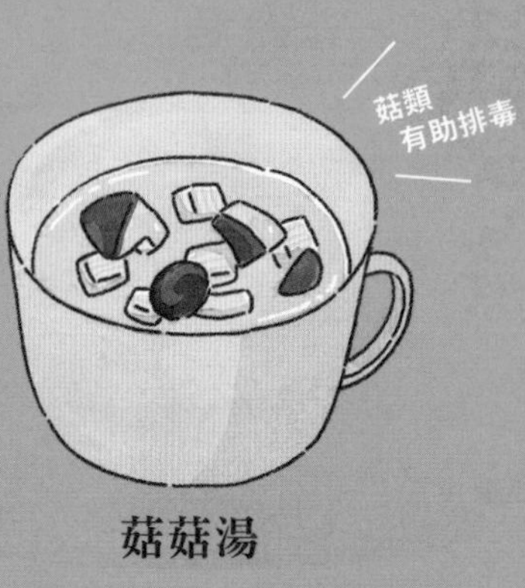
菇類
有助排毒

菇菇湯

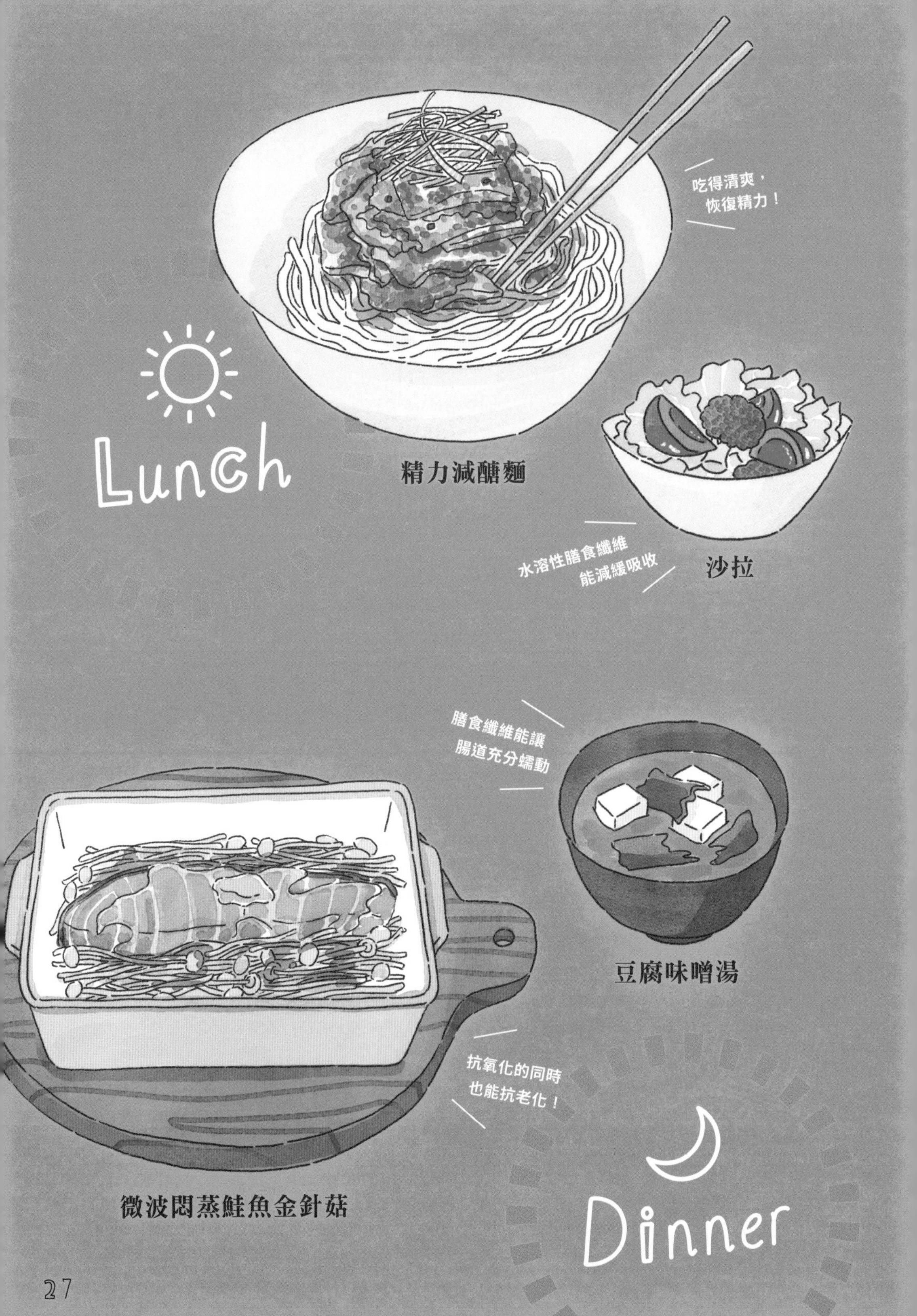
吃得清爽，
恢復精力！
Lunch
精力減醣麵
水溶性膳食纖維
能減緩吸收
沙拉
膳食纖維能讓
腸道充分蠕動
豆腐味噌湯
抗氧化的同時
也能抗老化！
微波悶蒸鮭魚金針菇
Dinner

食材挑選法

不知道吃什麼就選這些！

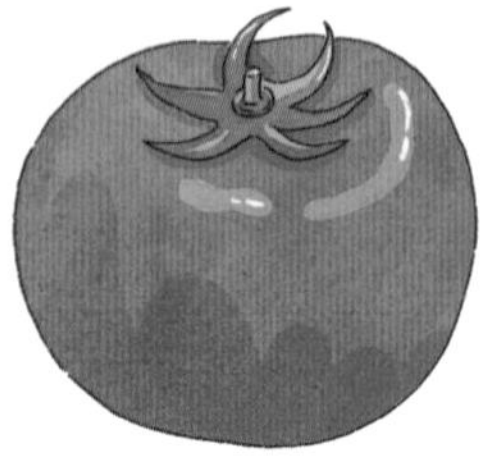

番茄

番茄內含的茄紅素有助燃燒脂肪，還能抗氧化！同時富含維生素C及維生素A，因此兼具美容功效。

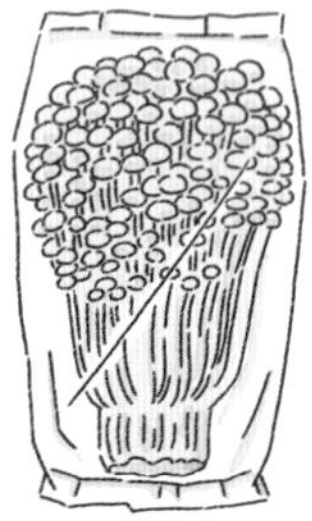

金針菇

熱量低，同時含有β-葡聚醣、膳食纖維、維生素B_1、B_2、D等有助減肥的豐富營養素。還具備排毒功效！

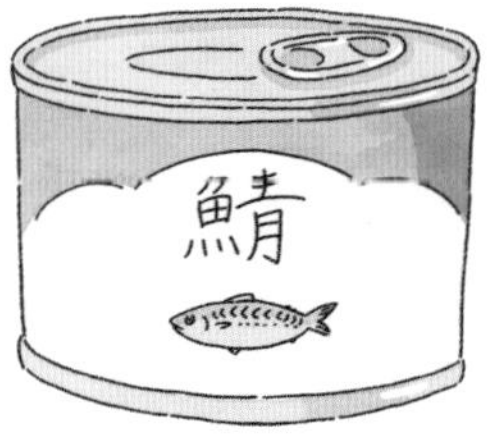

鯖魚罐頭

鯖魚所含的Omega-3脂肪酸是不易形成脂肪的油類，DHA和EPA則能抑制食慾，減緩血糖上升速度，用細胞打造易瘦體質。

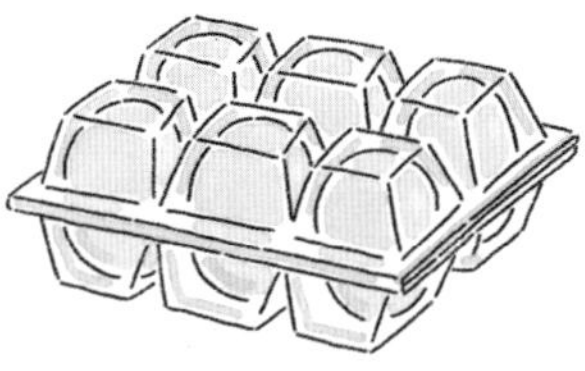

蛋

網羅膳食纖維和維生素C除外的所有營養素，有「完全營養品」之稱，而且還是低熱量！烹調推薦半熟即可，每天建議最多勿超過2顆。

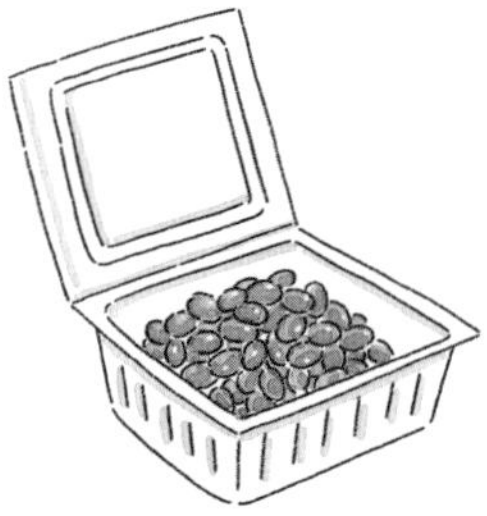

納豆

含有促進能量代謝的維生素B群及幫助腸道排毒的納豆菌，可說是減肥的神隊友。每天可吃1～2盒。

會在無壓力瘦身菜單登場的食材，堪稱是最堅強的陣容品項，買了就能每天做出絕佳料理。

不僅健康，還很美味，同時能攝取充足營養。

只要常備於冰箱冷藏，任何時刻都能取用烹調，全都是非常棒的食材。

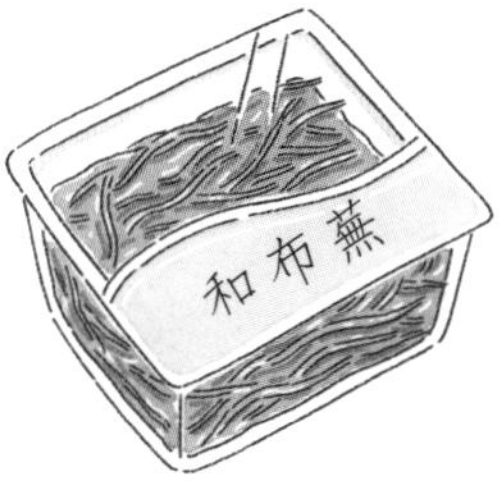

和布蕪

和布蕪的黏滑口感來自褐藻醣膠，是一種水溶性膳食纖維。能增加腸內好菌，改善腸道環境，提升免疫力。

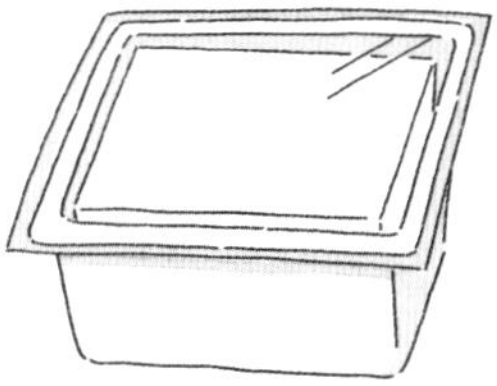

豆腐

低熱量、低醣，但含有豐富蛋白質及維生素B群。另外，異黃酮素還有助降低脂肪，容易消化，推薦放在晚餐食用。

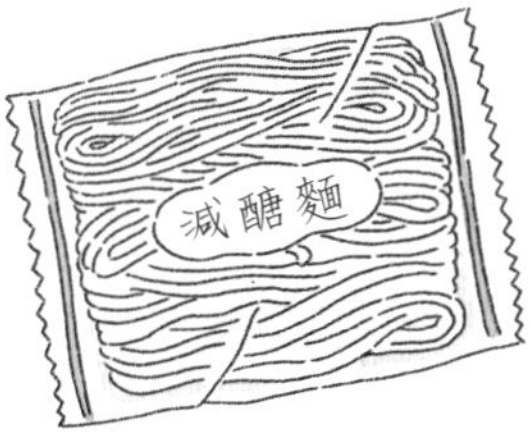

減醣麵

以豆類或蒟蒻製成的減醣麵類。當中含有大量植物性蛋白及膳食纖維，減肥過程中食用也不會有罪惡感。

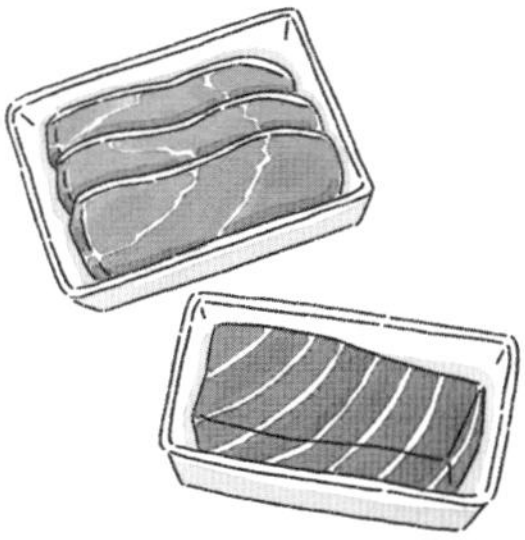

瘦肉、赤身魚

減肥最重要的基礎代謝率跟肌肉量成正比，因此，肌肉來源的瘦肉、魚類就是關鍵，這些食材更富含能燃燒脂肪的左旋肉鹼。

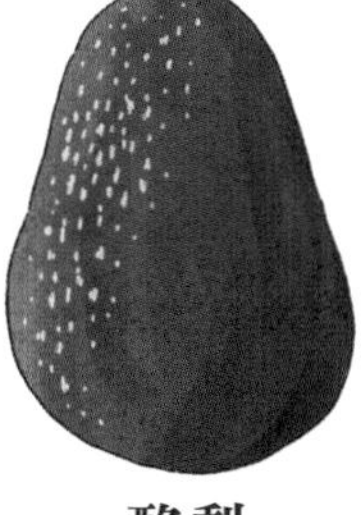

酪梨

除了富含多種維生素，還具備能分解、燃燒脂肪的油酸及膳食纖維，堪稱萬能食物。但熱量偏高，仍須注意別過量。

忙碌早晨也能輕鬆攝取高蛋白！

鯖魚三明治

營養價值（1人份）

蛋白質	27.6g
脂質	13.1g
碳水化合物	13.7g
醣類	6.9g
膳食纖維	6.8g

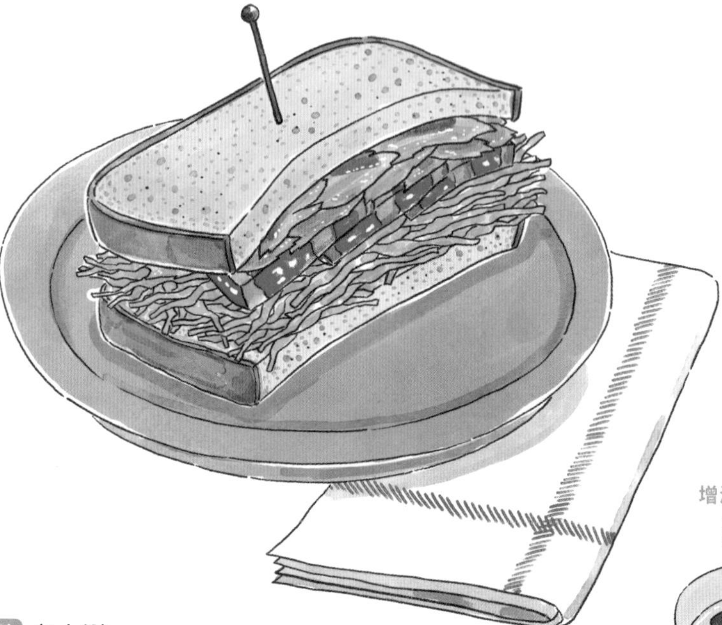

增添膳食纖維！

菇菇湯

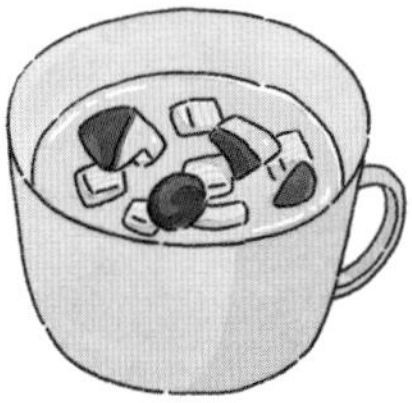

材料（2人份）

高麗菜……依喜好
番茄……1顆
減醣吐司……2片
鯖魚罐頭……2個
醋……適量
鹽……適量

作法

1：高麗菜、醋、鹽混合，做成醋味高麗菜。番茄橫切成片狀。

2：將醋味高麗菜、番茄、剝小塊的鯖魚夾入吐司。

3：切成方便享用的大小。

Point

飽足感和減肥效果同時獲得大滿足！

鯖魚Omega-3脂肪酸內含的EPA可以抑制食慾，減緩血糖上升。再加上不難烹調，很有飽足感，非常適合忙碌的早晨。最近，鯖魚罐頭的種類也變得很豐富，只要替換口味，吃起來就不會覺得膩。裡頭的蔬菜也可以換成自己喜歡的種類。

早餐②

一早就想吃飽飽的時候

鮪魚菇歐姆蛋

營養價值（1人份）

蛋白質	18.6g
脂質	14.6g
碳水化合物	3.1g
醣類	2.1g
膳食纖維	1.0g

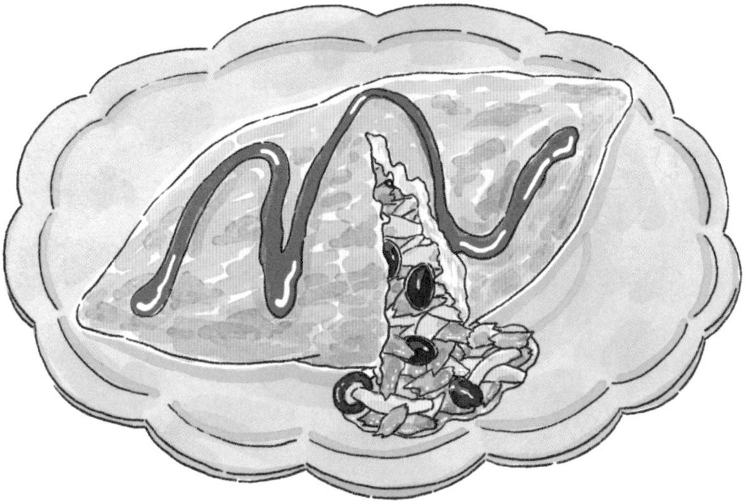

補充膳食纖維和維生素！

義式蔬菜湯

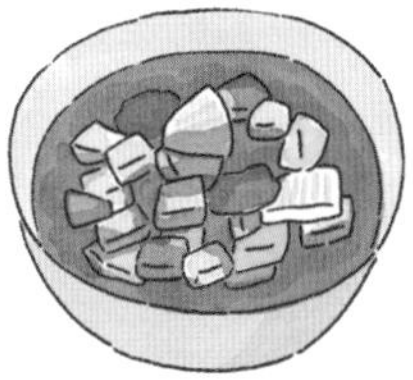

材料（2人份）

鴻禧菇……50g
蛋……4顆
鮪魚罐頭……1個
鹽、胡椒……依喜好
橄欖油……2小匙
番茄醬……依喜好

作法

1：鴻禧菇剝開，微波加熱3分鐘。

2：蛋打散，加入鹽、胡椒。平底鍋倒入橄欖油，再倒入蛋液。半熟時，放入鴻禧菇和鮪魚，用蛋包起。

3：整理好形狀，放上盤子，可依喜好擠點番茄醬。

Point

用讓人放心的低熱量食材排毒！

挑選無油鮪魚罐頭的話，不僅熱量低，僅50大卡，蛋白質含量更高達10～15g，是非常加分的食品。同樣低熱量的菇類則富含β-葡聚醣、膳食纖維、維生素B_1、B_2、D，可促進排毒！若要一起食用，則可做成蔬菜湯或沙拉，增添水溶性膳食纖維。

單手就能品嘗的高蛋白早點

健康熱狗堡

營養價值（1人份）

蛋白質	25.3g
脂質	7.0g
碳水化合物	17.0g
醣類	6.0g
膳食纖維	11.0g

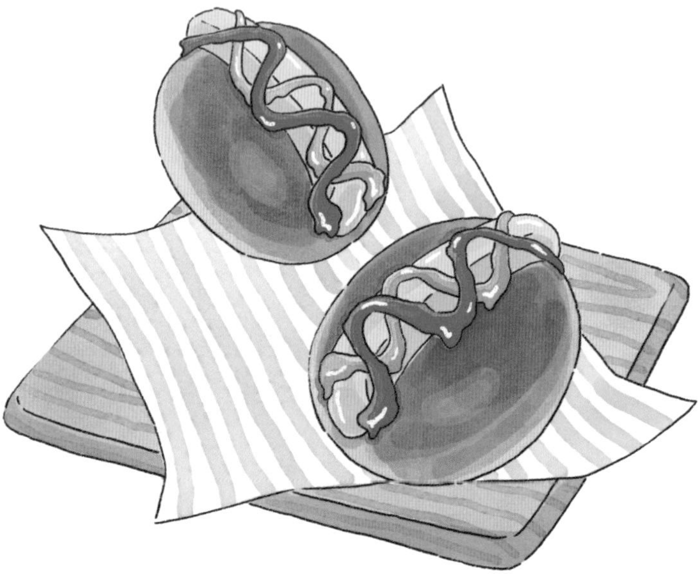

增添膳食纖維！

菇菇湯

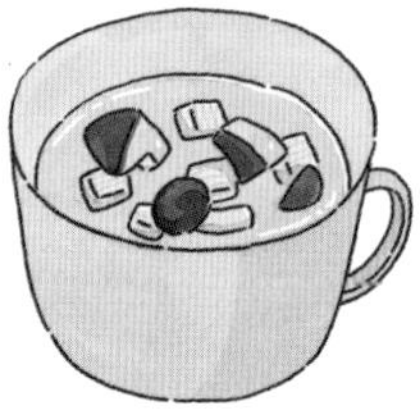

材料（2人份）

雞肉蛋白棒……2份
減醣麵包（圓形）……4個
番茄醬……依喜好
黃芥末醬……依喜好

作法

1：雞肉蛋白棒切半，微波加熱1分鐘。

2：用烤箱稍微烤一下減醣麵包正反兩面，中間切開。

3：將雞肉蛋白棒夾入麵包，依喜好擠點番茄醬和黃芥末醬。

Point

用雞肉蛋白棒做各種變化

把低熱量、高蛋白，又有飽足感的即食雞胸肉夾入減醣麵包中。建議可加入高麗菜或萵苣，並搭配湯品、沙拉，藉此增添膳食纖維。輕鬆就能製作完成，吃起來卻很有飽足感，可說是早餐的最佳選項。

早餐標配，但營養滿分

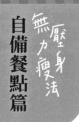

火腿蛋

營養價值（1人份）

蛋白質	15.9g
脂質	17.1g
碳水化合物	0.8g
醣類	0.8g
膳食纖維	0.0g

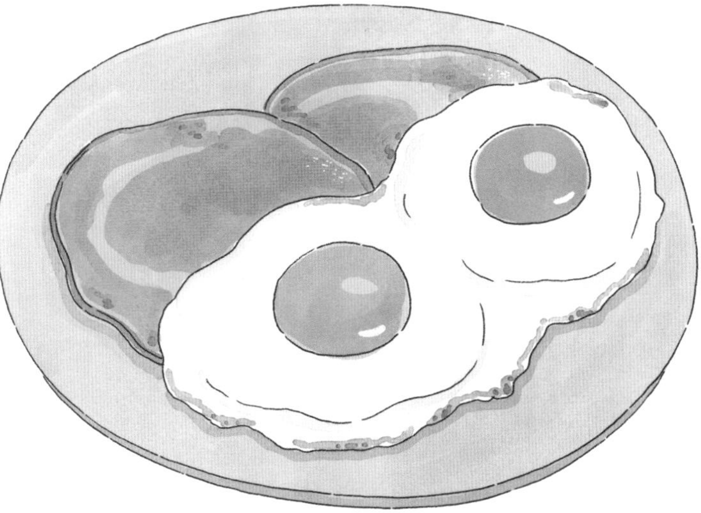

增添膳食纖維！

沙拉

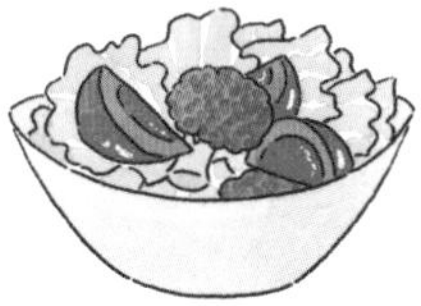

材料（2人份）

火腿片……4片　橄欖油……2小匙
蛋……4顆　鹽、胡椒……依喜好

作法

1：橄欖油倒入已加熱變燙的平底鍋，接著放入火腿片、蛋，撒鹽及胡椒。

2：蓋上鍋蓋，加熱1分鐘。

Point

常見的早餐食材其實是減肥神隊友

有「完全營養品」之稱的蛋含有膳食纖維和維生素C除外的所有營養素。尤其是蛋黃的油酸有助降低低密度脂蛋白膽固醇，穩定血液循環。與低脂火腿一起烹調，就是優質能量來源！

中餐 1

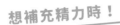

想補充精力時！

精力減醣麵

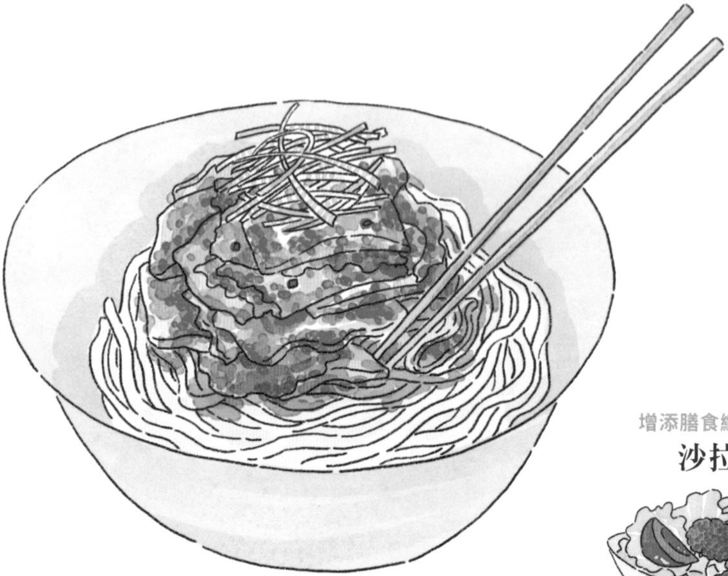

營養價值（1人份）

蛋白質	22.1g
脂質	19.4g
碳水化合物	14.5g
醣類	2.3g
膳食纖維	12.2g

增添膳食纖維！

沙拉

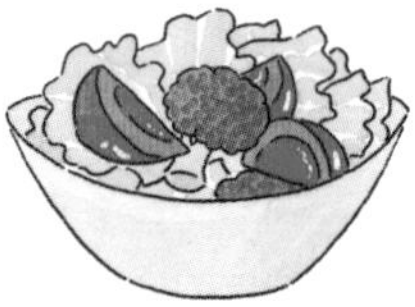

材料（2人份）

豬里肌薄片 …… 200g
泡菜 …… 100g
大蔥 …… 依喜好
白高湯 …… 2大匙
減醣麵 …… 2包

作法

1：豬肉切成適口大小。依自己喜好，準備斜切成薄片的大蔥。

2：將豬肉、白高湯放入耐熱容器，微波加熱1分半鐘。

3：瀝掉減醣麵的水分，擺上加熱好的豬肉、泡菜、大蔥。

Point

疲累時來點爽口餐點補充精力！

豬肉所含的維生素B_1和泡菜、大蔥所含的大蒜素都具備消除疲勞、提升醣類代謝的功效。無論是覺得疲倦，還是沒有食慾，吃了這道清爽料理就能徹底恢復精力！

中餐②

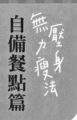

微波就能做出營養滿分的偷懶餐

健康蛋包飯

營養價值（1人份）

蛋白質	24.9g
脂質	11.8g
碳水化合物	41.2g
醣類	39.5g
膳食纖維	1.7g

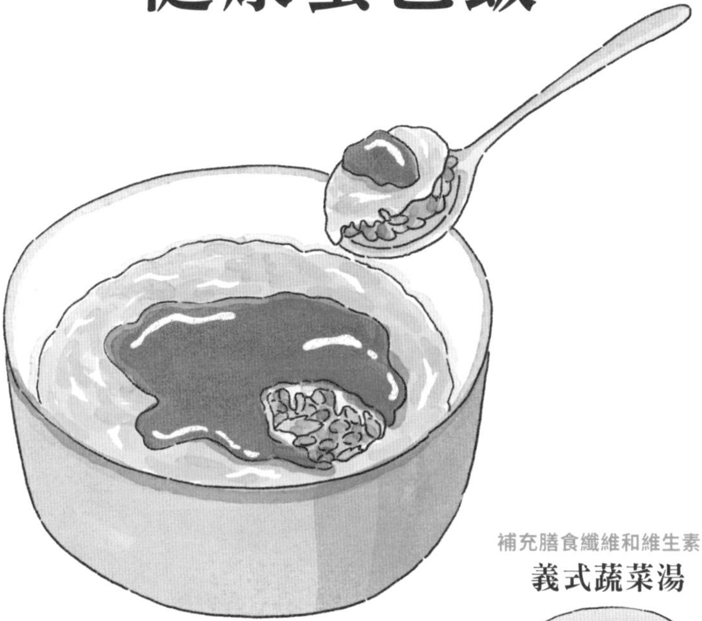

補充膳食纖維和維生素！

義式蔬菜湯

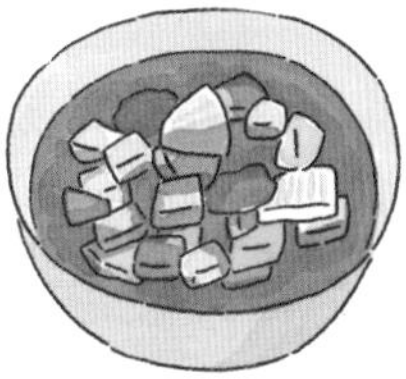

材料（2人份）

糙米……200g
鮪魚罐頭……2個
起司片……2片
蛋……2顆
番茄醬……2大匙

作法

1：將煮好的糙米、鮪魚、番茄醬放入耐熱容器混合。

2：用起司片蓋住飯，接著倒入蛋液。

3：微波加熱1分半鐘，依喜好擠入番茄醬即可完成。

Point

不用開火又健康的蛋包飯

糙米含有豐富礦物質及維生素，能幫助減肥所需的代謝！吃不慣糙米飯的人也可以混合白米飯。這道料理不僅能從蛋充分攝取到蛋白質，起司所含的維生素B_2還有助脂肪燃燒。

中餐 3

滋味清爽、營養滿分！

鯖魚番茄沾麵

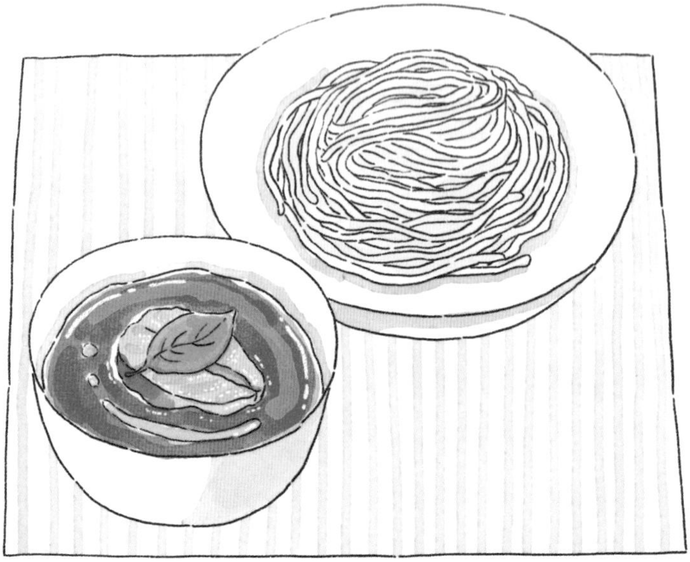

營養價值（1人份）

蛋白質	22.9g
脂質	21.0g
碳水化合物	16.6g
醣類	4.7g
膳食纖維	11.9g

增添膳食纖維！

沙拉

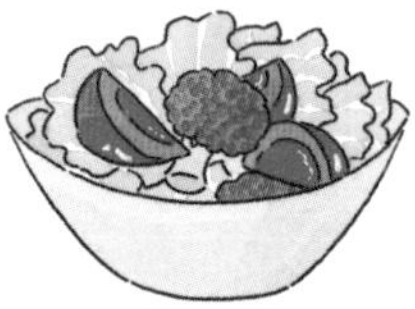

材料（2人份）

減醣麵……2包
番茄汁……300ml
水煮鯖魚罐頭……1罐
鹽……少許
橄欖油……1大匙＋2小匙
羅勒……依喜好

作法

1：瀝掉低醣麵的水分。

2：將番茄汁、鯖魚罐頭湯汁、鹽拌勻。

3：將鯖魚放入2，滴入橄欖油，再依喜好佐上羅勒就大功告成。

Point

低醣麵 × 番茄汁打造義大利風味冷麵

用減肥最佳食材的鯖魚搭配番茄組合成最強料理。番茄的茄紅素跟橄欖油一起攝取的話會產生加乘作用，有助降低膽固醇。建議從低醣麵、蒟蒻麵、豆腐麵等挑選自己喜愛的麵類。

中餐 4

大口進食也不會有罪惡感

科布沙拉

營養價值（1人份）

蛋白質	23.9g
脂質	24.0g
碳水化合物	14.3g
醣類	7.1g
膳食纖維	7.2g

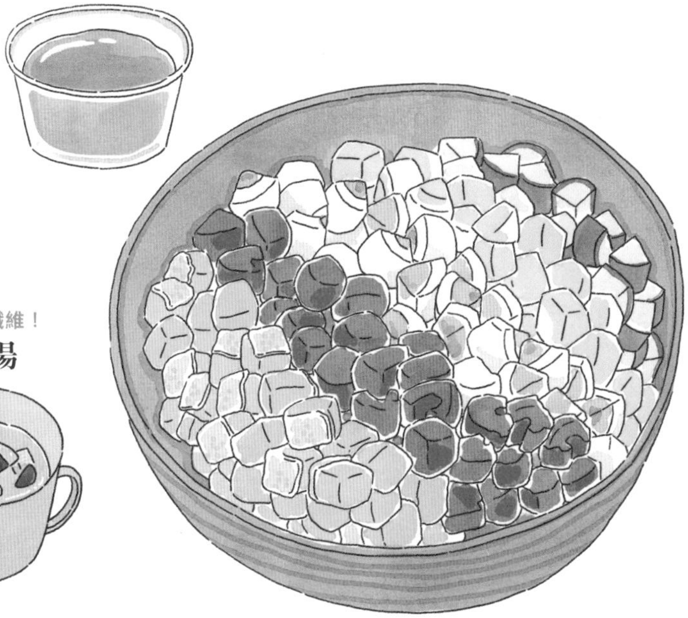

增添膳食纖維！

菇菇湯

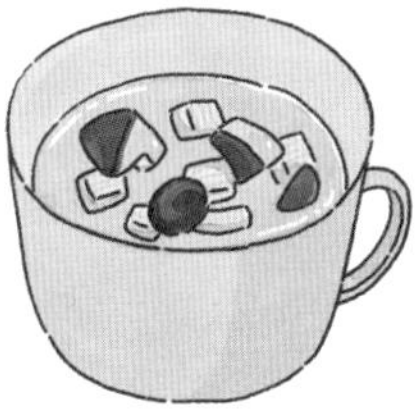

材料（2人份）

即食雞胸肉 …… 125g
番茄 …… 1顆
小黃瓜 …… 1條
酪梨 …… 1顆
水煮蛋 …… 2顆

作法

1：即食雞胸肉、番茄、小黃瓜、酪梨、水煮蛋切成1cm塊狀。

2：將切好的食材擺放至容器。

3：淋上自己喜愛的醬汁後就大功告成。

Point

大口品嘗，不再水腫！

即食雞胸肉和水煮蛋能吃進蛋白質，再加上蔬菜具備膳食纖維，所以是營養相當均衡的一道料理。酪梨和小黃瓜含有鉀，可排出囤積體內的多餘鹽分，解決水腫問題，還有助控制血壓。

中餐 5

吃咖哩不需要有罪惡感！

咖哩烏龍風味麵

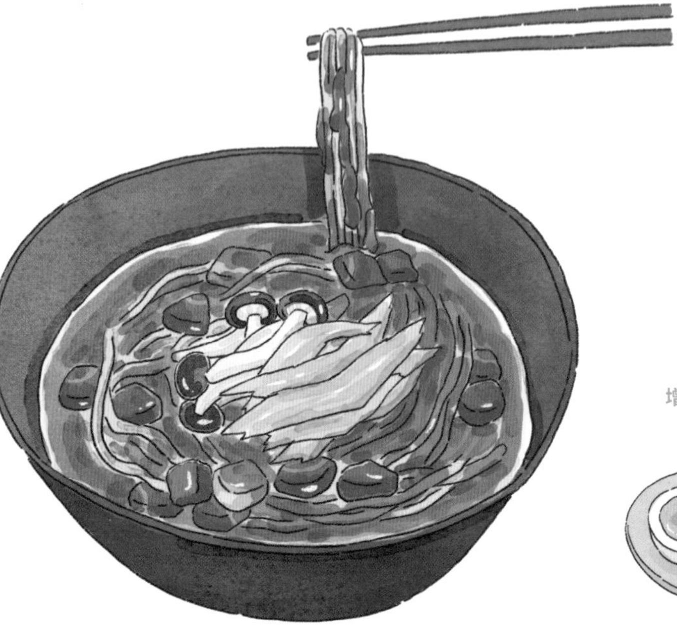

營養價值（1人份）

蛋白質	29.8g
脂質	6.0g
碳水化合物	24.5g
醣類	8.5g
膳食纖維	16.0g

增添蛋白質！

水煮蛋

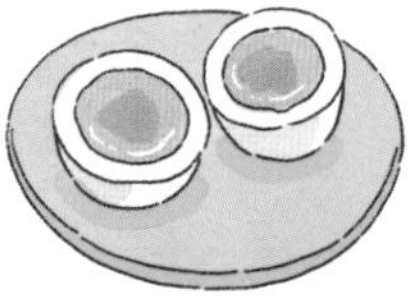

材料（2人份）

低醣咖哩調理包（罐頭也OK）……400g
即食雞胸肉絲……160g
鴻禧菇……100g
減醣麵……2包

作法

1：將咖哩調理包、鴻禧菇、即食雞胸肉放入耐熱容器，微波加熱2分鐘。

2：減醣麵瀝掉水分，微波加熱2分鐘，再用濾網瀝掉水分。

3：將減醣麵放入碗裡，接著淋上咖哩。

Point

減肥也能吃咖哩

從即食雞胸肉攝取蛋白質，鴻禧菇則能補充膳食纖維，是道營養滿分的咖哩烏龍風味麵。如果雞胸肉吃起來有點空虛，也可以換成豬肉。麵吃膩的話，可以換成煎過的豆腐，做成咖哩飯的感覺也是很不錯的選擇。

中餐 6

減肥期間也會想吃肉！

健康漢堡排

營養價值（1人份）

蛋白質	21.7g
脂質	18.5g
碳水化合物	5.6g
醣類	4.1g
膳食纖維	1.5g

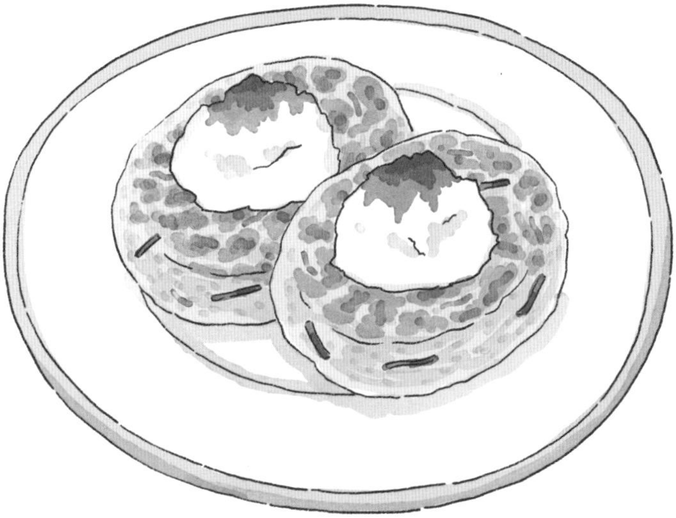

β-葡聚醣能提升免疫力！

胡蘿蔔絲沙拉

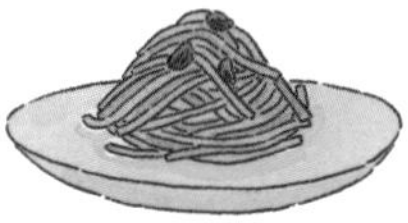

材料（2人份）

板豆腐……100g
洋蔥……100g
紫蘇葉……4片
雞絞肉……200g
橄欖油……2小匙
鹽、胡椒……少許
白蘿蔔泥……依喜好
柚子醋……依喜好

作法

1：用重物加壓豆腐，擠出水分。洋蔥切丁，紫蘇葉切細絲。

2：將雞絞肉、豆腐、洋蔥、紫蘇葉、鹽、胡椒放入料理盆，攪拌混合直到產生黏性。

3：捏成扁平圓形，平底鍋倒入橄欖油，熱煎7分鐘左右。盛盤後，再依喜好擺上白蘿蔔泥，澆淋柚子醋。

Point

只要是用雞絞肉，想吃漢堡排也OK！

雞絞肉和板豆腐混合後，就能做出滿足感超高的料理。雞絞肉脂質少，減肥期間也能安心享用。再搭配板豆腐增加漢堡排分量，不僅蛋白質含量高，吃起來也很有飽足感。建議搭配柚醋蘿蔔泥品嘗，味道會很爽口。

中餐 7

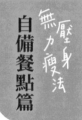

烹調簡單，氛圍享受！

超簡單烤牛肉

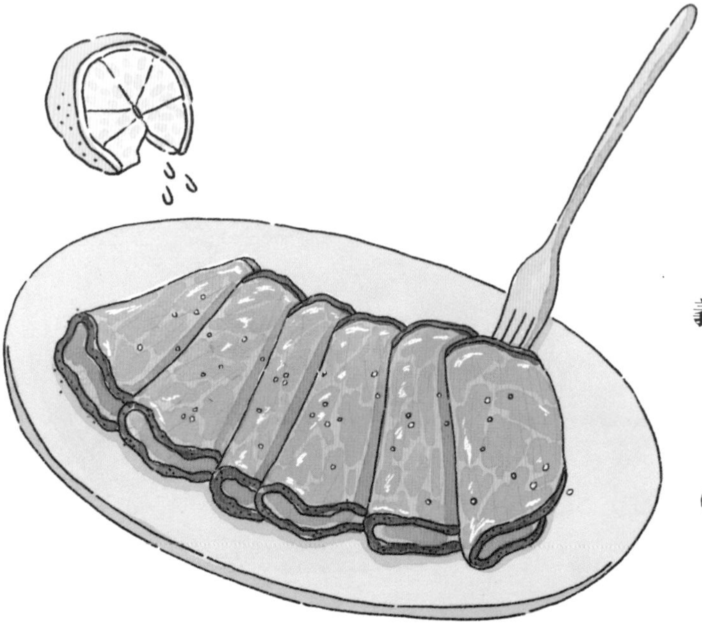

營養價值（1人份）	
蛋白質	19.6g
脂質	12.6g
碳水化合物	0.9g
醣類	0.9g
膳食纖維	0.0g

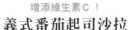

增添維生素C！

義式番茄起司沙拉

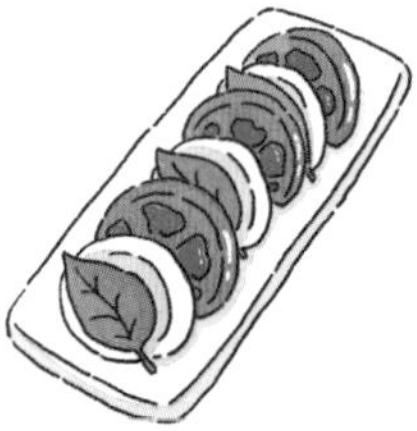

材料（2人份）

牛腿肉塊 …… 200g

鹽、胡椒（香草鹽也OK） …… 少於1小匙

橄欖油 …… 2小匙

檸檬汁 …… 依喜好

作法

1: 用餐巾紙稍微吸掉牛肉的水分，整塊肉均勻抹鹽、胡椒。

2: 橄欖油倒入平底鍋，放入肉塊，將每個面各煎1分半鐘，蓋上鍋蓋，以小火加熱1分鐘。

3: 將肉塊包上兩層鋁箔，靜置1小時完全放涼。切成自己喜愛的厚度，澆淋檸檬汁、鹽、胡椒（可依喜好添加）。

Point

瘦肉可減少熱量攝取＆補鐵

牛瘦肉不只低醣，還兼具高蛋白及豐富鐵質，集結減肥所需要素。同時攝取檸檬汁所含的維生素C，營養素的吸收率也會跟著UP！建議用鹽、胡椒調味，味道才夠清爽。

晚餐 1

調味簡單吃不膩！

香煎鹽麴雞胸肉

營養價值（1人份）

蛋白質	37.1g
脂質	7.0g
碳水化合物	7.0g
醣類	7.0g
膳食纖維	0.0g

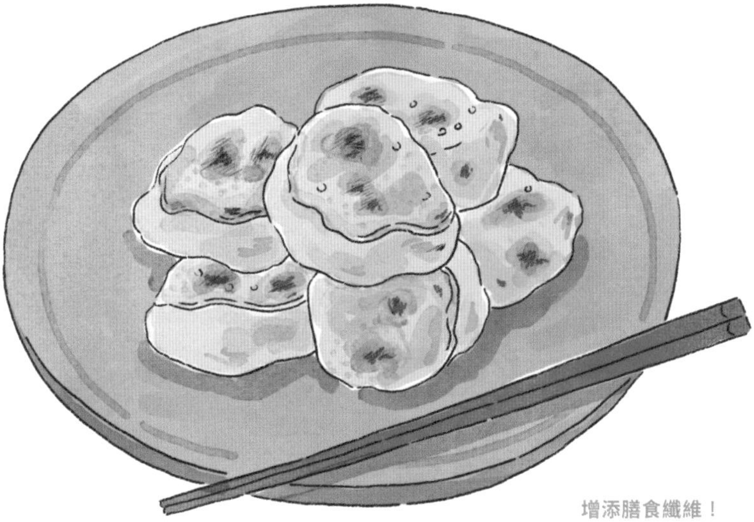

增添膳食纖維！

醃漬菇菇

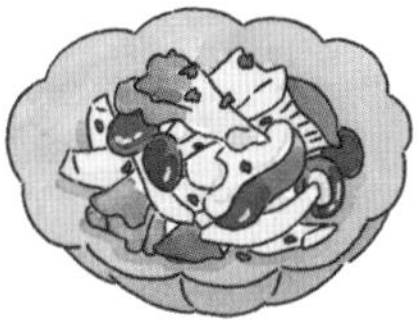

材料（2人份）

雞胸肉……300g

鹽麴……2大匙

橄欖油……2小匙

作法

1：雞胸肉切成適口大小。

2：將雞胸肉、鹽麴放進塑膠袋搓揉，接著靜置30分鐘。

3：橄欖油倒入平底鍋，熱煎7分鐘左右，讓雞肉變熟，盛盤。

Point

發酵食品來助陣，打造順暢好體質

雞胸肉高蛋白、低脂質，是減肥相當有力的神隊友。鹽麴則是富含能幫助能量代謝的維生素B群，而且還有助分解蛋白質，能讓肉變得更軟、更多汁。另也很推薦用鹽麴醃蔬菜。

抗氧化的同時還能提升免疫力！

微波悶蒸 鮭魚金針菇

營養價值（1人份）

蛋白質	24.3g
脂質	8.4g
碳水化合物	5.2g
醣類	3.2g
膳食纖維	2.0g

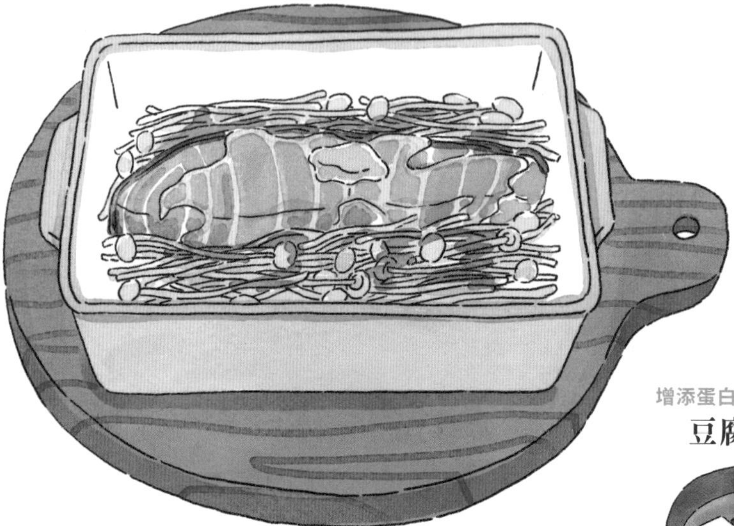

增添蛋白質及膳食纖維！

豆腐味噌湯

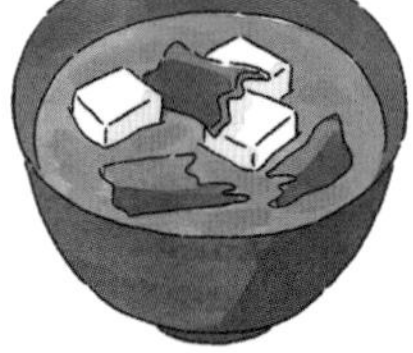

材料（2人份）

金針菇……1包　　無鹽奶油……10g

鮭魚……200g　　柚子醋……2大匙

作法

1：金針菇鋪放入耐熱器皿，擺上鮭魚，接著再放上奶油。

2：澆淋柚子醋，用保鮮膜包住。

3：微波加熱3分鐘即大功告成。

Point

去除多餘脂質，保留營養！

不僅去除了烹調用油會帶來的熱量，還能百分百攝取到鮭魚和金針菇營養的微波料理。吃進蛋白質、膳食纖維的同時，鮭魚所含的蝦紅素更具備絕佳的抗氧化作用，使得這道料理有益美容。耐熱器皿也可以換成矽膠蒸盒。

晚餐 ③

白天吃太多，晚上想要簡單吃

納豆泡菜豆腐

營養價值（1人份）

蛋白質	14.6g
脂質	8.6g
碳水化合物	10.3g
醣類	5.1g
膳食纖維	5.2g

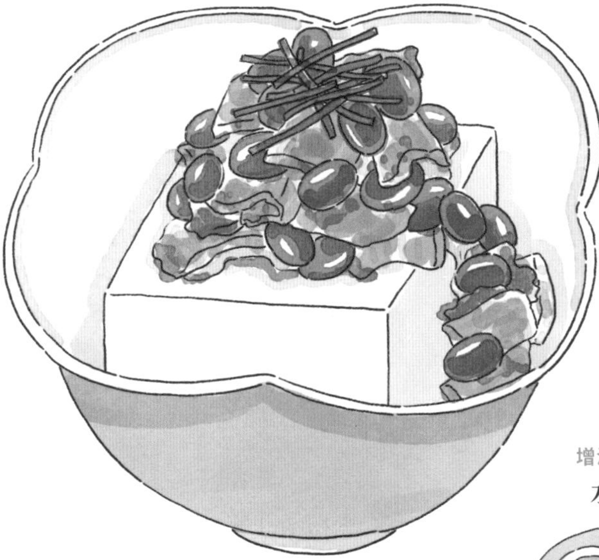

增添蛋白質！

水煮蛋

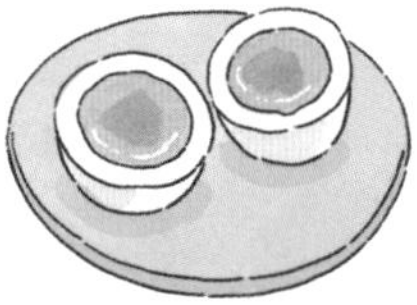

材料（2人份）

納豆……2盒　嫩豆腐……200g
泡菜……80g　海苔絲……依喜好

作法

1：納豆與泡菜拌勻。

2：嫩豆腐放進盤子，接著擺上1。

3：再放上海苔絲。

Point

白天吃太多，晚上就要腸道排毒！

如果白天吃太多，或是晚上沒有食慾，不妨來道清爽料理。乳酸菌和納豆菌非常耐胃酸，能順利抵達腸道，在這兩種菌的合作下，就能排放出腸道的老廢物質。再淋上一點橄欖油或胡麻油，腸道會清得更乾淨。連同蛋類一起品嘗，還能充分補充到蛋白質。

不只營養滿分，身體也會暖呼呼

梅花豬大白菜豆漿鍋

營養價值（1人份）

蛋白質	23.3g
脂質	38.7g
碳水化合物	15.7g
醣類	11.5g
膳食纖維	4.2g

增添膳食纖維！
微波蒸菇

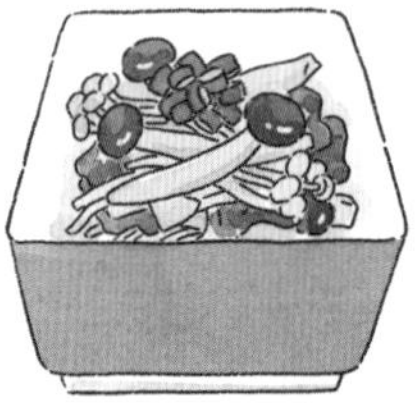

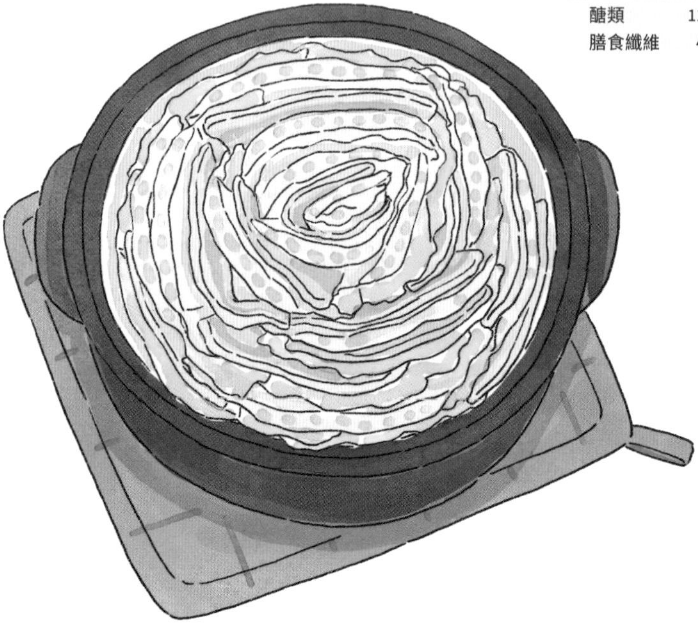

材料（2人份）

大白菜……600g
梅花豬肉……200g
無糖豆漿……300ml
顆粒高湯粉……1大匙
水……200ml
鹽……1/2小匙

作法

1：大白菜和梅花豬肉交互重疊，切成5cm寬。

2：將1擺放入鍋，加入無糖豆漿、顆粒高湯粉、水，蓋上鍋蓋，煮10分鐘。

3：煮熟後即大功告成。

Point

養出柔軟肌肉，打造漂亮身體線條

豆漿的植物性蛋白質是打造美麗身體線條不可或缺的元素，同時能幫助生成柔軟肌肉。豬肉和豆漿也都含有維生素B群，是有助提升代謝的萬能食物。

晚餐 5

口味清爽的高蛋白料理

雞柳佐梅肉

營養價值（1人份）

蛋白質	24.2g
脂質	0.9g
碳水化合物	4.7g
醣類	4.2g
膳食纖維	0.5g

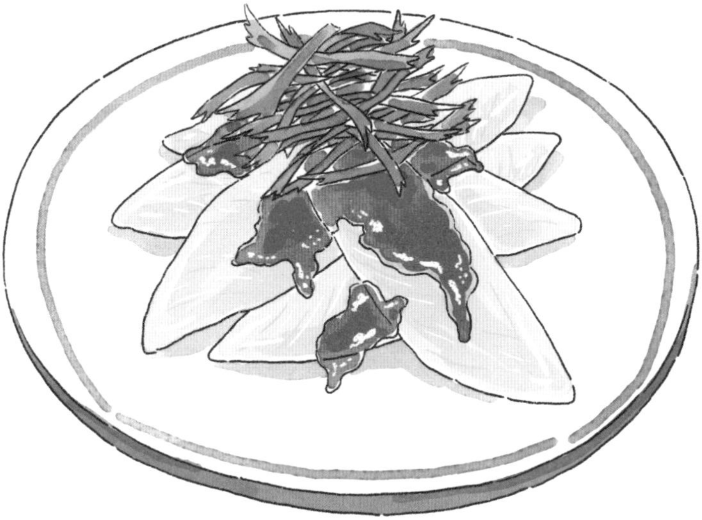

增添膳食纖維！

菇菇湯

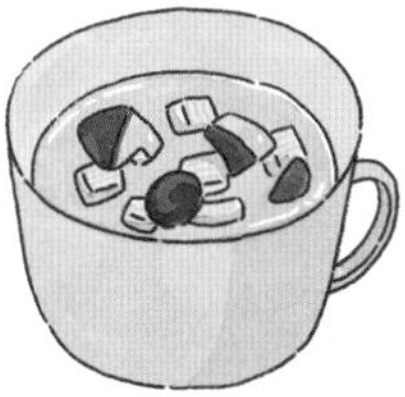

材料（2人份）

雞柳條……200g
梅干（或是梅肉泥）……4粒
料理酒……1大匙
紫蘇葉……2片

作法

1：雞柳去筋，跟著酒一起放入耐熱器皿，微波加熱2分鐘。

2：梅干的果肉剁成泥狀，紫蘇葉切細絲。

3：將雞柳盛盤，擺上梅干泥和紫蘇葉。

Point

清爽美味還能消除疲勞

每100g雞柳條的蛋白質含量會比其他部位更多，再加上脂質少，是非常棒的食材。梅干的檸檬酸非常有助消除疲勞，相當適合疲累夜晚品嘗。還會建議搭配能夠補充膳食纖維的菇菇湯。

晚餐⑥

能消除疲累感的晚餐

蔥味涮豬肉

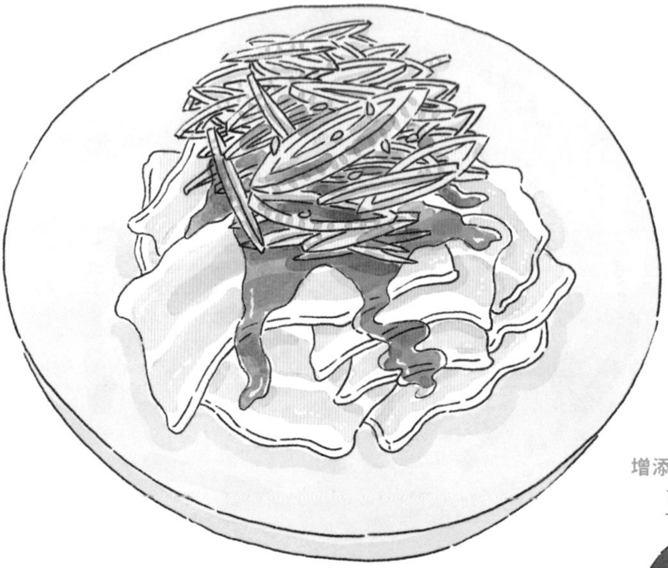

營養價值（1人份）

蛋白質	21.4g
脂質	19.9g
碳水化合物	11.2g
醣類	8.3g
膳食纖維	2.9g

增添蛋白質及膳食纖維！

豆腐味噌湯

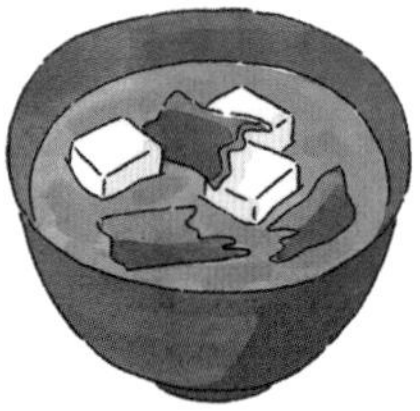

材料（2人份）

豬里肌薄片……200g
大蔥……1支
熟白芝麻粒……1小匙
鰹魚露……2大匙

作法

1：豬肉汆燙1分鐘，泡冰水降溫。大蔥斜切成厚5mm的片狀。

2：將蔥片、熟白芝麻粒、鰹魚露拌勻。

3：豬肉盛盤，再擺上2就大功告成。

Point

用健康的方式烹調豬里肌，能夠消除疲勞＆燃燒脂肪！

豬肉富含有助消除疲勞的維生素B_1以及具備燃燒脂肪功效的左旋肉鹼，可說是萬能食材。再擺上一樣能明顯促進醣類、脂質代謝的大蔥，為燃燒效果加分。大蔥的大蒜素甚至能提升維生素B_1的吸收。

晚餐 7

超想吃排餐的時候

鮪魚排

營養價值（1人份）

蛋白質	25.1g
脂質	5.0g
碳水化合物	1.6g
醣類	1.6g
膳食纖維	0.0g

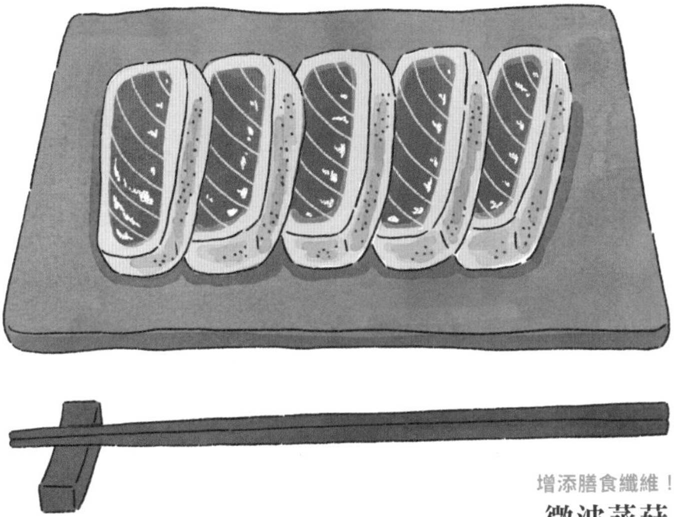

增添膳食纖維！

微波蒸菇

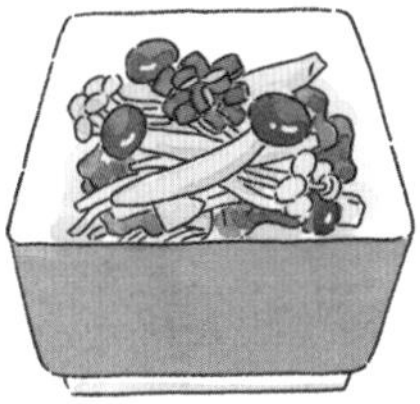

材料（2人份）

- 鮪魚……200g
- 鹽、胡椒……少許
- 橄欖油……2小匙
- 大蒜泥（牙膏型）……1cm
- 醋……1大匙
- 醬油……1大匙

作法

1：鮪魚撒上鹽、胡椒。

2：橄欖油和大蒜泥倒入平底鍋，鍋子變熱後，放入鮪魚，接著加入醋、醬油。

3：將鮪魚煎到變色，切成適口大小，盛盤。

Point

想滿足排餐慾，建議挑選鮪魚

赤身鮪魚熱量低、脂質也少，所以做成排餐大啖享用也無妨。鮪魚不僅含有蛋白質，更富含人稱代謝維生素的維生素B群、可促進新陳代謝的牛磺酸以及有助消水腫的鉀，能讓身體變得更舒暢！

輕輕鬆鬆清理腸道

腸活優格

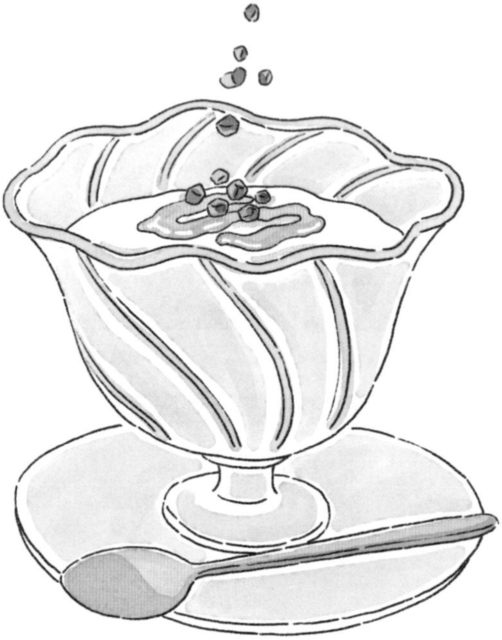

營養價值（1人份）

蛋白質	11.8g
脂質	12.4g
碳水化合物	11.3g
醣類	10.8g
膳食纖維	0.5g

材料（2人份）

胡桃……4顆
希臘優格……200g
蜂蜜……2小匙
橄欖油……2小匙

作法

1：胡桃切碎。

2：在希臘優格擺上剁碎的胡桃，澆淋蜂蜜和橄欖油。

Point

能夠淨化腸道的高蛋白點心

希臘優格的蛋白質含量是一般優格的3倍，同時含有大量乳酸菌，鈣、維生素B群也非常豐富！再加上含有Omega-3脂肪酸的胡桃，能讓腸道變乾淨。澆淋蜂蜜和橄欖油還能增添好菌，排便也會更舒暢！

點心 2

維生素兼具美肌功效！

滿滿葡萄柚

營養價值（1人份）

蛋白質	1.4g
脂質	0.2g
碳水化合物	15.9g
醣類	15.0g
膳食纖維	0.9g

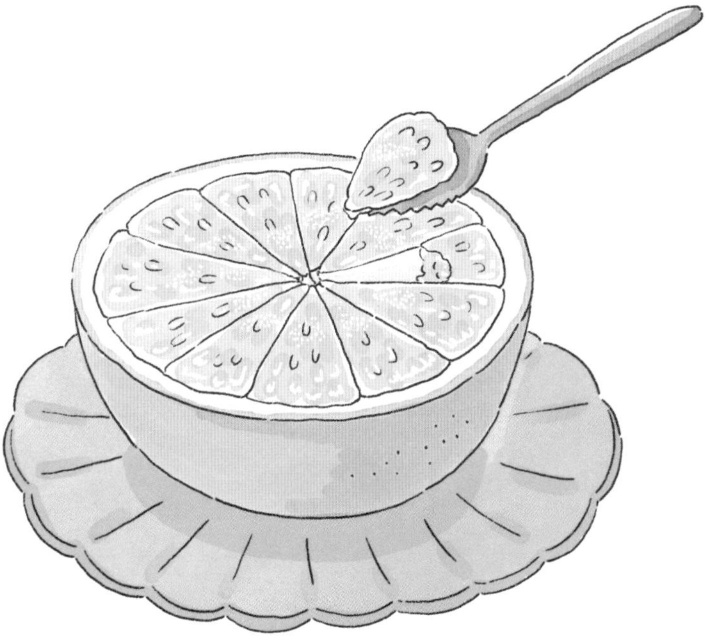

材料（2人份）

葡萄柚……1顆

羅漢果糖S……1小匙

作法

1：葡萄柚切半。

2：撒上羅漢果糖S即可食用。

Point

可抑制食慾的萬能點心＆早餐

葡萄柚的苦味和香氣成分能抑制食慾，非常適合作為減肥期間的點心。以水果類來說，葡萄柚算是低GI，血糖不易上升，因此也很推薦拿來當早餐。建議搭配用羅漢果製成的調味糖，以抑制醣分。

COLUMN 1

已經減少食量，卻還是瘦不下來的時候……

❶ 進食量太少

一旦進食量過度減少，身體就會切換成節能模式。身體會用少少的攝取能量維持運作，這時代謝將跟著變差。所以要避免基礎代謝率（下圖）明顯低於攝取的熱量。

❷ 營養素不足

有些人減肥時，很容易出現「只吃1顆飯糰」這類相當不均衡的飲食，但其實這反而會使維生素等代謝所需的營養素不足。因此不能只是減量，思考如何攝取代謝需要的足量營養素也很重要。

標準體重對應的基礎代謝量

性別	男性			女性		
年齡（歲）	基礎代謝基準值（kcal/kg體重/天）	標準體重（kg）	基礎代謝量（kcal/天）	基礎代謝基準值（kcal/kg體重/天）	標準體重（kg）	基礎代謝量（kcal/天）
1～2	61.0	11.5	700	59.7	11.0	660
3～5	54.8	16.5	900	52.2	16.1	840
6～7	44.3	22.2	980	41.9	21.9	920
8～9	40.8	28.0	1,140	38.3	27.4	1,050
10～11	37.4	35.6	1,330	34.8	36.3	1,260
12～14	31.0	49.0	1,520	29.6	47.5	1,410
15～17	27.0	59.7	1,610	25.3	51.9	1,310
18～29	23.7	64.5	1,530	22.1	50.3	1,110
30～49	22.5	68.1	1,530	21.9	53.0	1,160
50～64	21.8	68.0	1,480	20.7	53.8	1,110
65～74	21.6	65.0	1,400	20.7	52.1	1,080
75以上	21.5	59.6	1,280	20.7	48.8	1,010

出處：厚生勞動省「日本人的飲食攝取基準（2020年版）」

按不同性別、年齡，將基礎代謝基準值乘以標準體重（平均體重）就能算出基礎代謝量。所謂基礎代謝基準值，是指依照不同性別及年齡層，列出每kg體重的基礎代謝量之基準，以規範出人體所需能量。

Chapter 3

超商飲食篇

無壓力瘦身法

沒空的時候也要講究健康

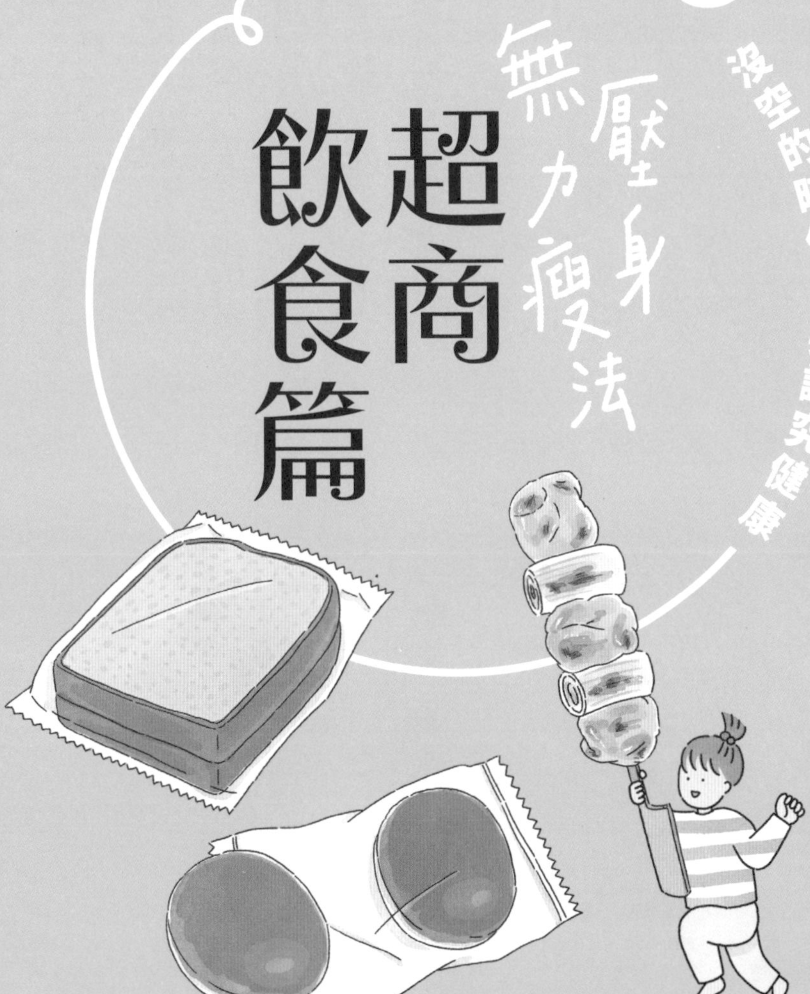

這些都是能讓你無壓力瘦身的超商食物

平日很忙，沒時間自己煮……
遇到這種情況時，買超商也OK。
不過，重點在於要買什麼。
只要按照無壓力瘦身法來挑選，
就算吃超商食物，一樣能充分攝取到所需營養。
超商也是有許多很棒的商品，
就讓我們當個聰明消費者吧。

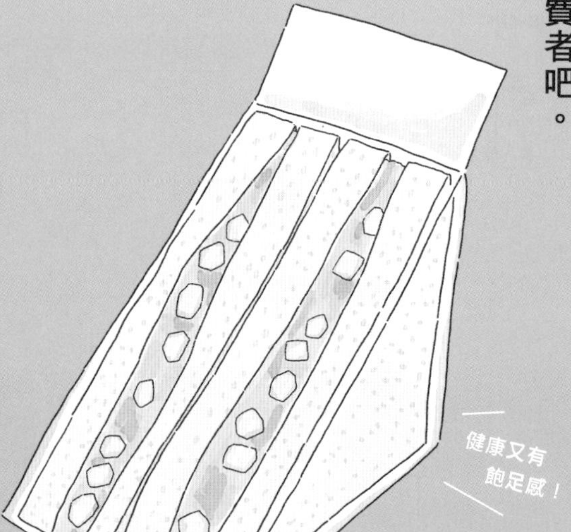
健康又有
飽足感！

三明治

用高蛋白
補充能量

即食雞胸肉

Morning

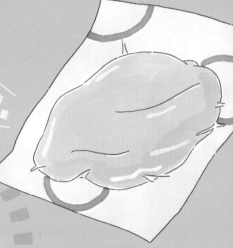

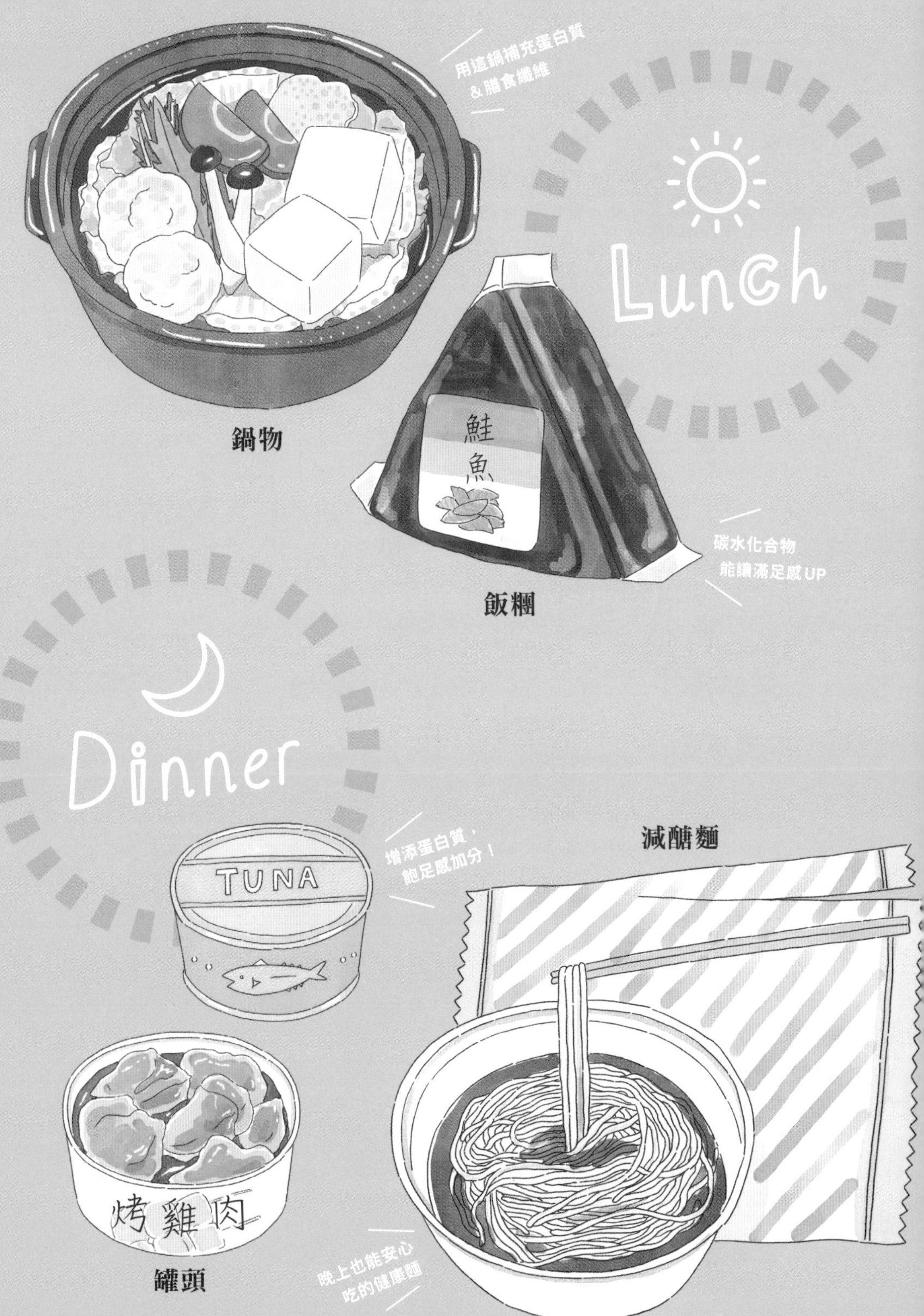
用這鍋補充蛋白質
&膳食纖維
Lunch
鍋物
鮭魚
碳水化合物
能讓滿足感UP
飯糰
Dinner
增添蛋白質，
飽足感加分！
TUNA
減醣麵
烤雞肉
罐頭
晚上也能安心
吃的健康麵

這些不要選！

吃了會變胖的超商食物

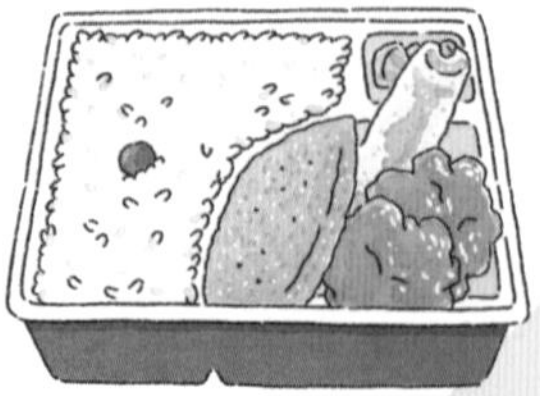

便當

飯多、蔬菜少，還會用炸物或碳水化合物含量高、熱量驚人的品項做配菜。應該要挑單一商品來搭配，而不是直接買便當。

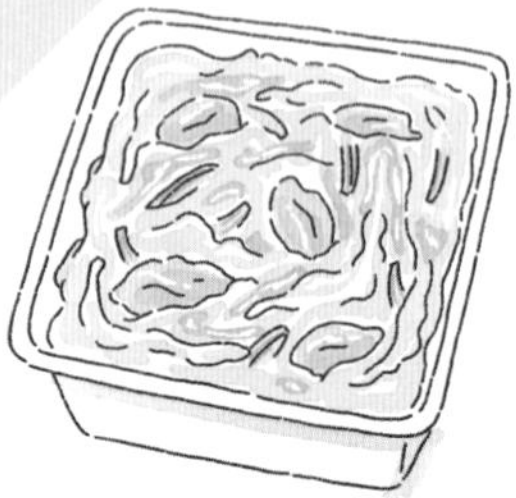

丼飯

丼飯的主角是白飯，光一餐就會讓醣類超標。如果又淋上咖哩或麻婆豆腐，脂質攝取量也會跟著亮紅燈。再加上營養不怎麼均衡，所以更要特別注意。

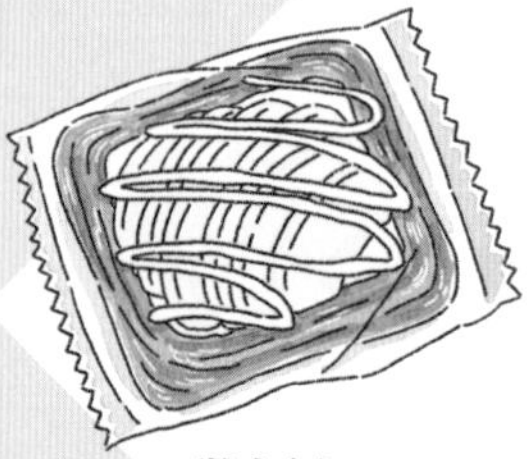

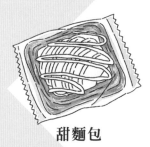

甜麵包

隨手就能取得吃下肚的甜麵包不只醣分多、脂質含量高，還存在大量壞油，也就是反式脂肪。再加上高GI，所以是容易轉變成脂肪的麵包類。

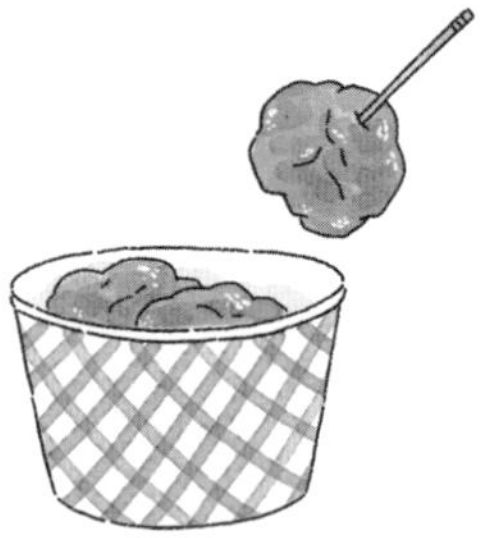

炸物

這類熱食點心總是放在收銀櫃檯旁，會讓人忍不住伸手拿來結帳。不過，這些食物可能已經回鍋炸了幾次，放置好一段時間，油早就氧化。如果真的要買，會建議挑選烤肉串類。

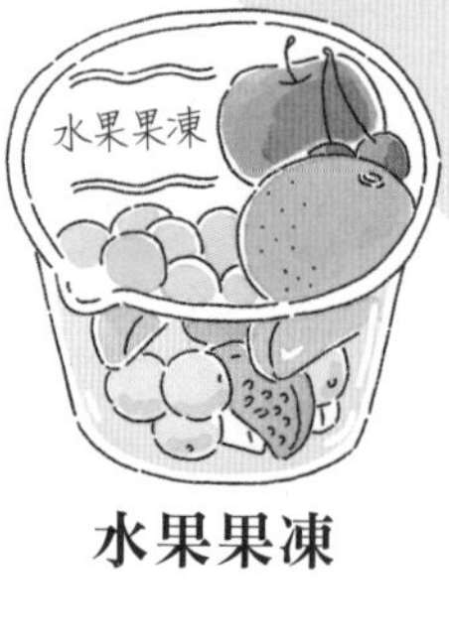

水果果凍

乍看之下熱量似乎不高，但因為會放入用砂糖煮過的水果切塊，所以含醣量較可觀。人工甜味劑也很容易上癮，需特別留意。

總會讓人忍不住抓了結帳的超商食品中，還是有吃了容易變胖的NG品項。
要特別小心泡麵、丼飯、甜麵包等含醣量較高的食品，以及油分容易氧化的熱食點心類。
要抵擋住「順便買」的誘惑，懂得只挑選會讓你無壓力輕鬆瘦的食品。

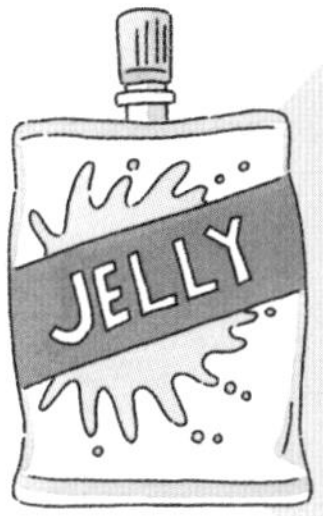

果凍飲

要特別注意含有果糖、葡萄糖漿、砂糖的食品。建議挑選零熱量，或是可補充維生素、礦物質、胺基酸的品項。

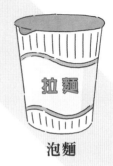

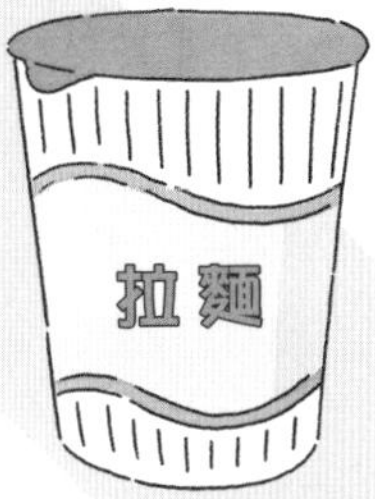

泡麵

泡麵不只含有醣分、脂質，鹽分也很高。再加上麵體本身經過油炸，脂質很有可能過氧化，是含有大量添加物的NG食品。

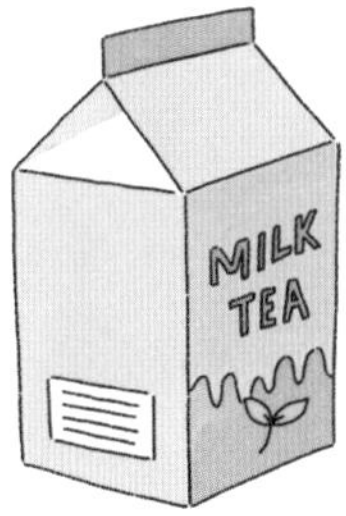

含糖飲料

即便果菜汁給人健康印象，但只要是含醣量過高的產品，就很容易造成血糖上升，引起肥胖。運動飲料亦是如此。

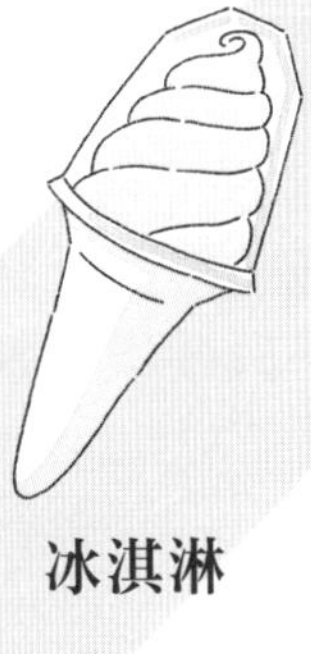

冰淇淋

醣分、脂質含量都很高，經常吃很容易變胖。怎樣都禁不了口慾時，請挑選減醣品項或剉冰類。

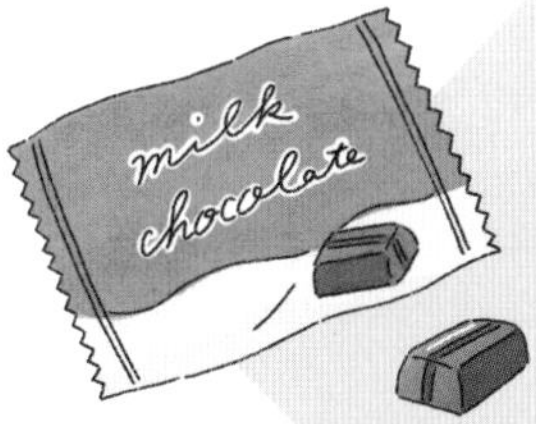

原料含砂糖的糖果糕點

不可挑選砂糖、鮮奶油（反式脂肪）含量太多的產品。成分標示會依使用量多寡來排序，所以購買時一定要加以確認。

用高蛋白為一天按下啟動開關

三明治

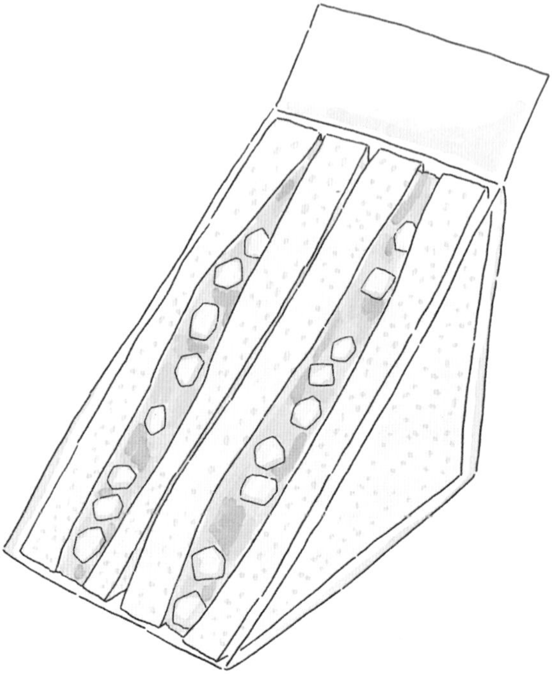

營養價值（1人份）

蛋白質	約8g
脂質	約22.5g
碳水化合物	約22g
醣類	約21g
膳食纖維	約1g

※以雞蛋三明治計算

Point

竟然很適合減肥！不只健康，飽足感更是一級棒

三明治熱量其實沒有想像中那麼高，是很適合減肥的品項。裡頭的餡料能讓我們充分補充蛋白質，挑選對的麵包種類，一樣能減少攝取的熱量及醣分。餡料建議挑選雞肉、鮪魚、雞蛋等高蛋白食材。麵包部分的話，可挑選全麥麵包、貝果，吐司則要選薄片，才能有效減少醣分，還要避免內餡是炸物的三明治。三明治富有飽足感，所以非常適合當早餐！

同場加碼

靠蛋白質&膳食纖維讓滿足感UP！

- **即食雞胸肉**
- **優格**

增添蛋白質，提升代謝率！

- **沙拉**

膳食纖維能淨化腸道

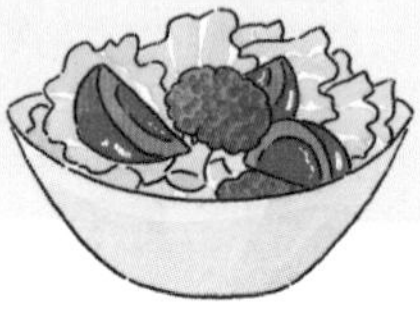

低GI & 低熱量，可做各種搭配

蕎麥麵

營養價值（1人份）

蛋白質	約14g
脂質	約2g
碳水化合物	約63g
醣類	約58g
膳食纖維	約5g

※以蕎麥涼麵計算

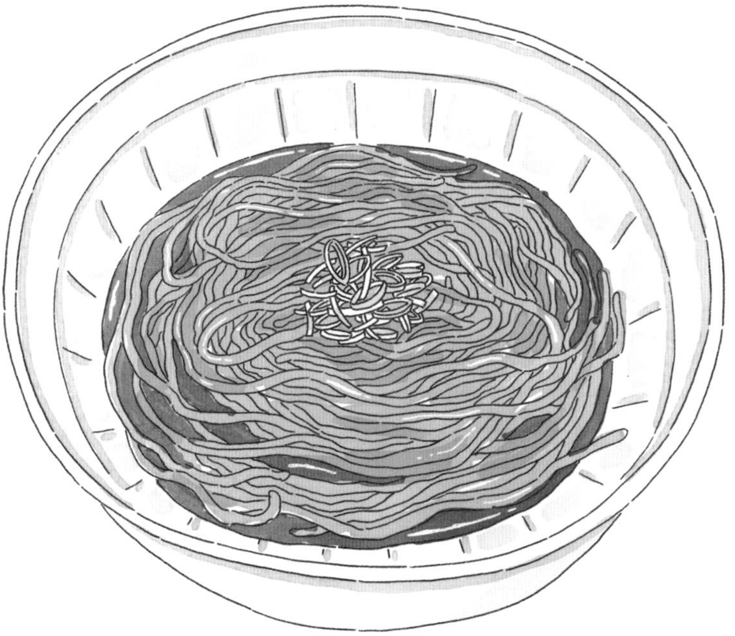

Point

想吃麵的時候，蕎麥麵會比烏龍麵更好

與烏龍麵相比，蕎麥麵的GI值更低，不易使血糖上升，所以很想吃麵的時候可以選擇蕎麥麵。不僅健康，還能給人飽足感，只要好好挑選配料，還是能確實攝取到所需營養素。如果放上山藥泥、水雲褐藻、蔬菜絲，就會變成一道能補充膳食纖維的沙拉風味料理。想要搭配一些配菜的話，不妨挑選大豆食品或鯖魚罐頭，刻意增添一些富含蛋白質的品項。

來點變化

鯖魚罐頭
納豆、冷豆腐

補充蛋白質！

水雲褐藻、和布蕪
沙拉

靠膳食纖維增加分量！

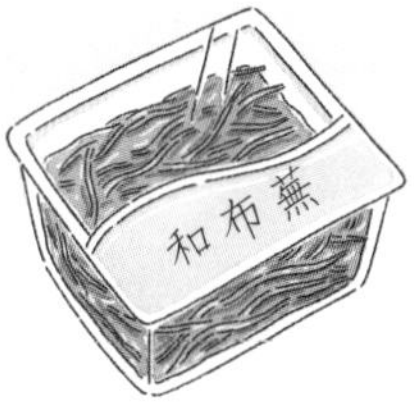

追加一些喜歡的配料，讓蕎麥麵有不同風味

麵包控的神隊友

減醣麵包

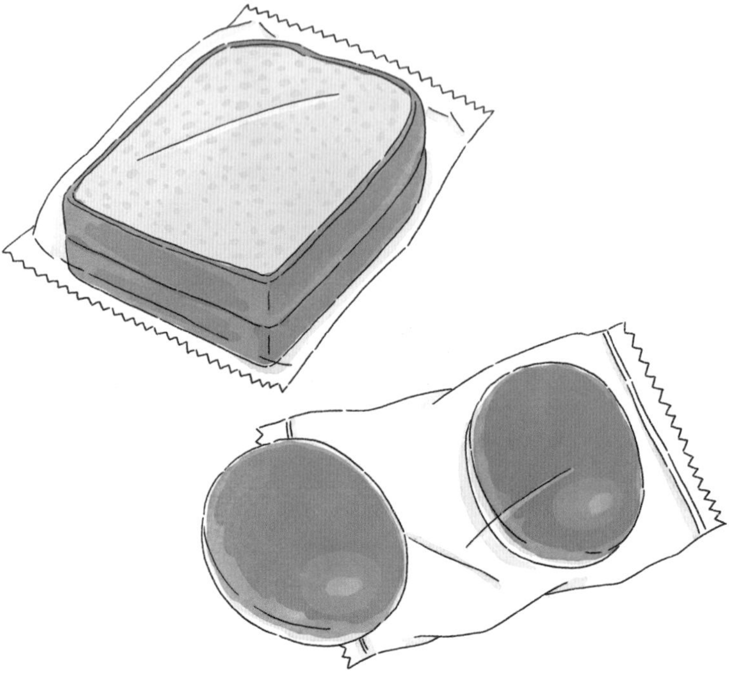

營養價值（1人份）

蛋白質	約10g
脂質	約7g
碳水化合物	約27g
醣類	約11g
膳食纖維	約16g

Point

控制醣分攝取的同時，一樣能享受麵包！

最近超商愈來愈常見以大豆粉或小麥麩皮製成的減醣麵包。雖然是麵包，但醣分低，減肥期間也能安心食用！再加上種類豐富，不會讓人吃膩。還可以依照當天的心情，夾入即食雞胸肉、雞蛋、鯖魚罐頭等食材，有了變化，吃起來就會更愉快。對麵包控來說，吃了既不會有罪惡感，心情也會很愉悅。如果要搭配一些其他品項，建議可挑選沙拉、湯品補充膳食纖維。

來點變化

夾入餡料，會更有飽足感

● 即食雞胸肉

稍微煎一下就有吃熱狗的感覺，品嘗起來也會更滿足！

● 鯖魚罐頭

用低醣＋高蛋白來燃燒脂肪

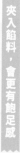

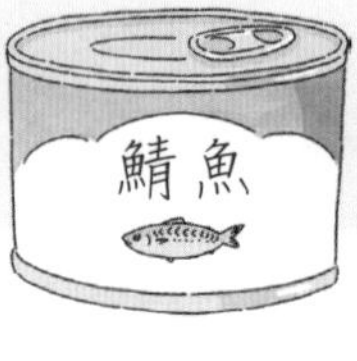

可自由搭配的萬能健康麵！

減醣麵

營養價值（1人份）

蛋白質	約0.5g
脂質	約0.5g
碳水化合物	約7g
醣類	約0.2g
膳食纖維	約7g

※僅麵的部分

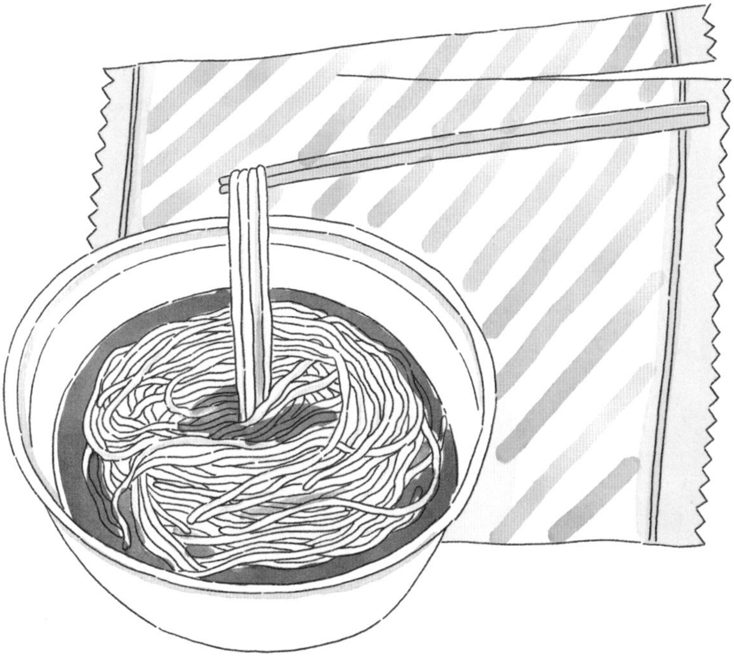

Point

搭配無設限！能輕鬆調整營養均衡

以豆渣或蒟蒻製成的麵，不含醣分，熱量低，風味和口感也不錯，做成日式、中式，還是西式料理都很合適。稍微加熱煮過就是拉麵，拌點醬料則像義大利麵，熱炒一下又能變成炒烏龍麵風味，是每天吃都不會膩的品項。另外還有咖哩麵、拿坡里義大利麵、拌麵等，帶有醬料的高CP值商品！各位自己做搭配時，建議增添一些蛋白質，讓營養更均衡。

來點變化

搭配品項很豐富！

- 鯖魚罐頭、番茄
- 鮪魚罐頭
- 橄欖油

增添好油與蛋白質！

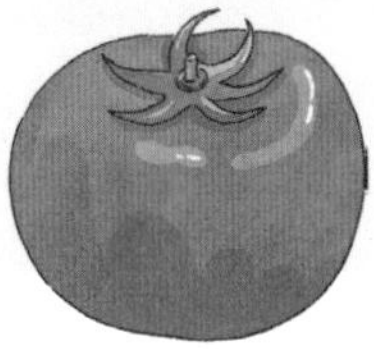

最強高蛋白食品！

即食雞胸肉

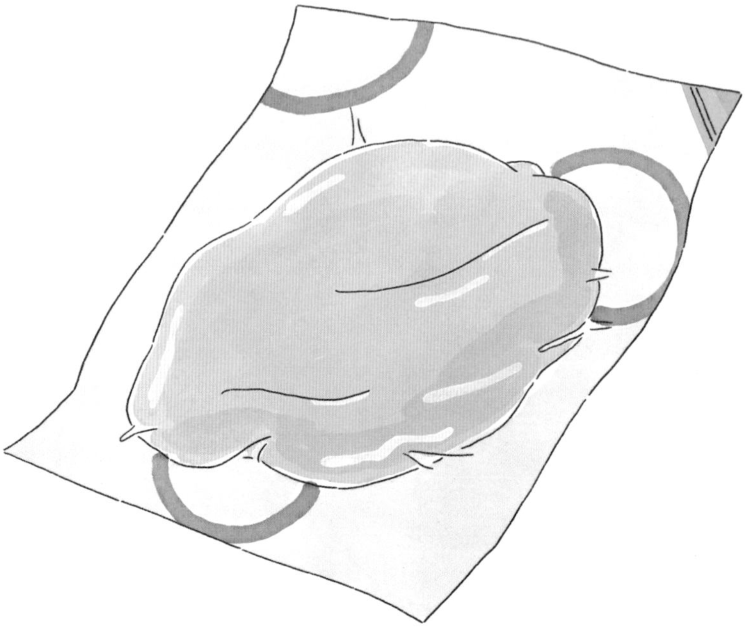

營養價值（1人份）

蛋白質	約23g
脂質	約2.5g
碳水化合物	約1g
醣類	約0.9g
膳食纖維	約0.2g

※原味

Point

低脂＆高蛋白 是減肥的神隊友

即食雞胸肉是以蒸的方式把雞胸肉變熟，就雞肉所有部位來說，既低脂又低熱量。而且富含形成肌肉所需的蛋白質，保留身體肌肉的同時，還能排除脂肪。因為已經烹調完成，所以可以當成主菜直接吃，也很推薦減肥期間用來替代點心。挑選減鹽的產品會更健康。早中晚想吃的時候都可以吃。

同場加碼

滿滿的蔬菜讓腸道變順暢

● **味噌湯**

推薦海帶芽口味及鮮菇口味

● **沙拉**

跟即食雞胸肉超搭！

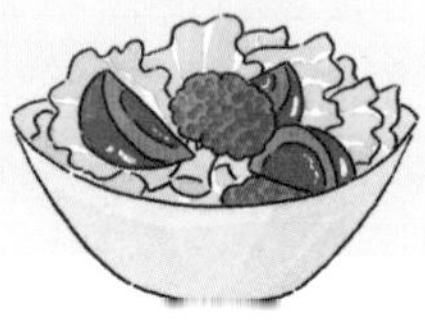

有助分泌瘦身荷爾蒙！

烤魚

營養價值（1人份）

蛋白質	約16.5g
脂質	約25.5g
碳水化合物	約0.2g
醣類	約0.2g
膳食纖維	約0g

※以鹽烤鯖魚計算

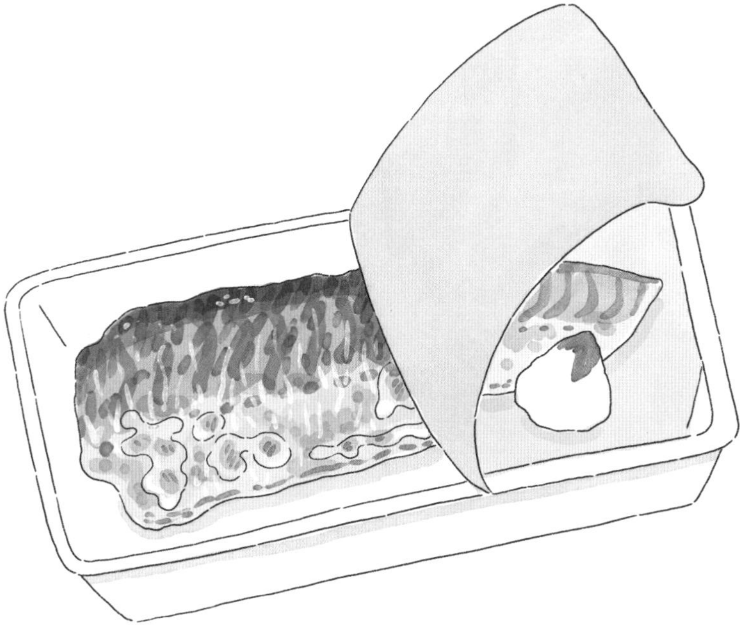

Point

優質油品和蛋白質能打造易瘦體質！

魚所含的EPA及DHA能促進腸壁分泌瘦身荷爾蒙。超商售有鯖魚、鮭魚、鰆魚、花魚等多種魚類商品。如果能將這些魚類作為主菜，確保蛋白質攝取量，再搭配沙拉、湯品，以及飯糰等碳水化合物的話，就能充分取得膳食纖維，營養均衡滿分，分量更是讓人心滿意足。這些魚類魚刺較少，方便食用，用來配酒也很加分。

同場加碼

配上副菜、主食，讓滿足感UP

- 味噌湯
- 滷鹿尾菜
- 飯糰

增添膳食纖維，腸道也能跟著變乾淨

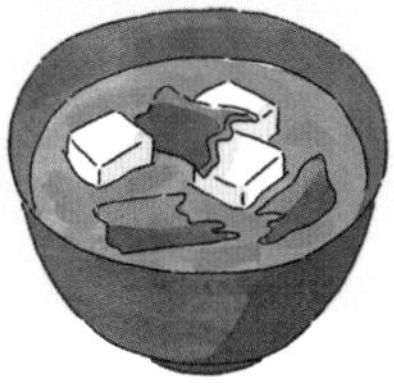

提不起勁時的救世主

罐頭

營養價值（1人份）

蛋白質	約26g
脂質	約30g
碳水化合物	約0.3g
醣類	約0.3g
膳食纖維	約0g

※以水煮鯖魚罐頭計算

Point

避免鹹甜調味，挑選減醣產品

當自己沒時間煮飯時，已經烹調過的罐頭會是很方便的品項。建議挑選鯖魚、鮪魚、雞肉等含有優質蛋白質的罐頭。味噌鯖魚、烤雞肉等鹹甜風味罐頭要留意是否添加白砂糖，並選擇減醣產品。鯖魚罐頭的話，水煮口味能更安心食用。水煮鯖魚的湯汁還能促進瘦身荷爾蒙分泌，抑制血糖上升，但考量含油量偏高，會建議放在較容易消化的早餐或中餐享用。

同場加碼

用碳水化合物和副菜讓自己有飽足感！

飯糰
減醣麵

讓一頓飯的滿足感UP！

味噌湯
沙拉

膳食纖維能淨化腸道

吃了心滿意足，營養均衡也滿分！

鍋物

營養價值（1人份）

蛋白質	約20g
脂質	約10g
碳水化合物	約11g
醣類	約7g
膳食纖維	約4g

※以雞肉鍋計算

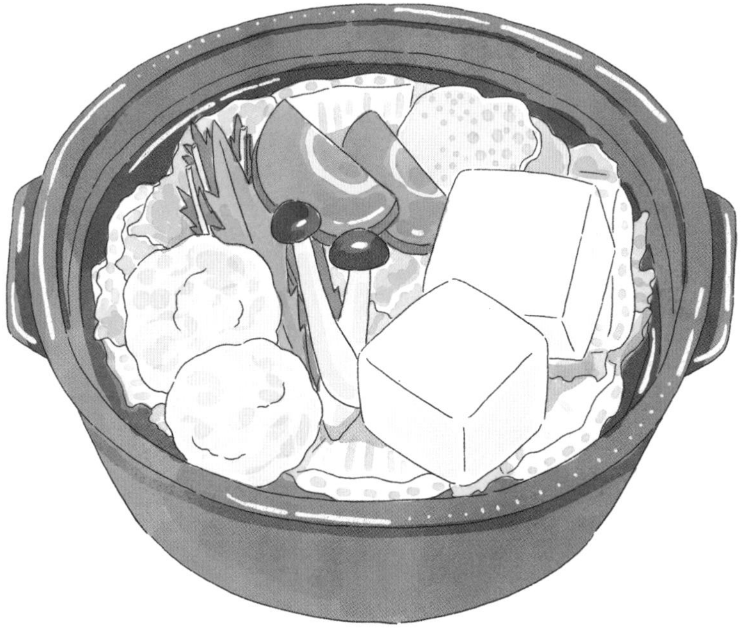

Point

有營養成分表助陣，打造易瘦體質！

超商的單人鍋物商品愈來愈豐富，裡頭還有蔬菜、肉類多種食材，吃起來非常過癮。一份鍋物的熱量介於300～400大卡，沒有到很高，所以可以放心品嘗。推薦鹽味相撲鍋或泡菜鍋，這類鍋物吃得到膳食纖維和乳酸菌，有助形成易瘦體質。最近許多商品還會標示出營養成分表，各位就能立刻確認最想知道的蛋白質和膳食纖維含量。如果要當作晚餐，記得注意鹽含量即可。

想讓肚子更飽的話

同場加碼

- **飯糰**

增添飽足感！

- **豆腐**
- **調理用蔬菜包**

再多加點膳食纖維！

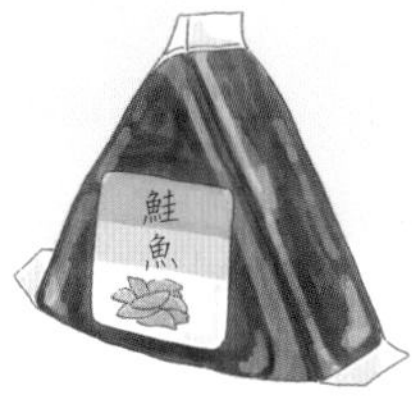

身體暖呼呼，代謝跟著UP！

味噌湯

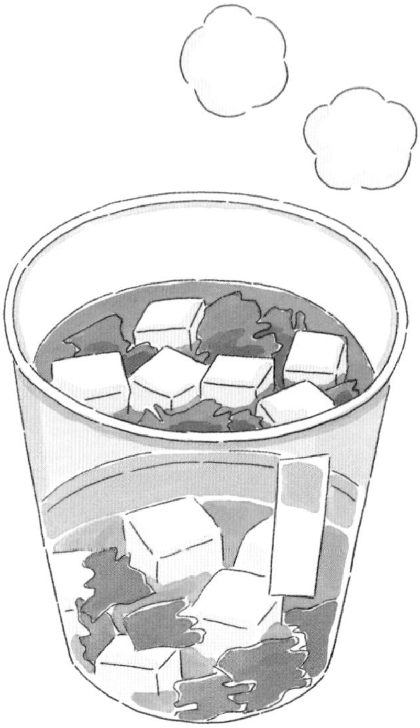

營養價值（1人份）

蛋白質	約3g
脂質	約1g
碳水化合物	約5g
醣類	約4g
膳食纖維	約1g

※以豆腐海帶芽味噌湯計算

Point

提升代謝，避免吃太多！

無壓力瘦身菜單常見的湯品在超商也都買得到，可說是減肥的神隊友。湯能讓身體暖和、提升代謝，發酵食品的味噌更扮演活化腸道的角色。

推薦使用了蔬菜跟豬肉這黃金組合的豬肉味噌湯（豚汁），以及可充分攝取膳食纖維的海帶芽鮮菇湯。另外，能補充蛋白質的豆腐也是很棒的選項。只要湯料夠多，分量足夠，還能避免其他東西吃太多。想要多準備一道菜時，味噌湯也是很推薦的品項。

同場加碼

日式菜單先發陣容

- **飯糰**

用最基本組合提升飽足感

- **即食雞胸肉**
- **水煮蛋**

補足一餐所需蛋白質

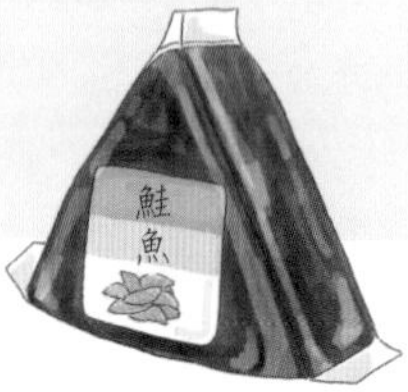

要懂得聰明選料！

沙拉

營養價值（1人份）

蛋白質	約1g
脂質	約0.3g
碳水化合物	約4g
醣類	約3g
膳食纖維	約1g

※食材中不含肉類

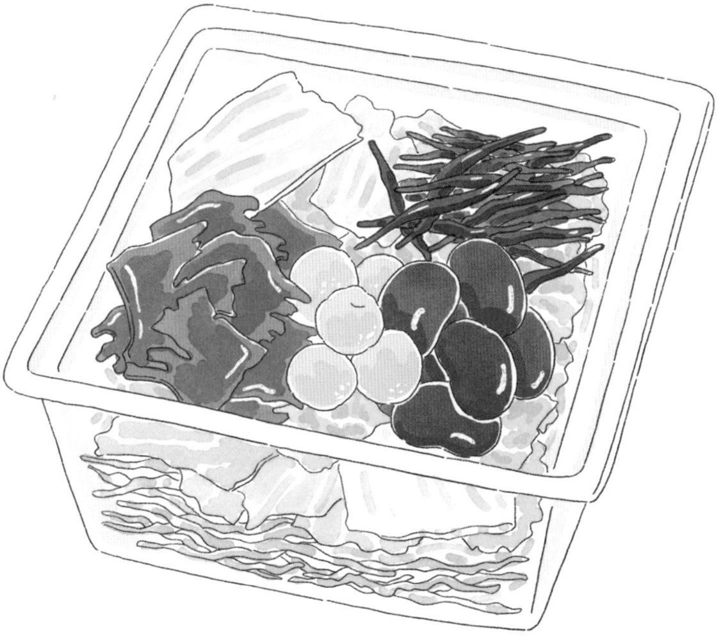

Point

用維生素及膳食纖維 讓肌膚和腸道變得漂亮乾淨

沙拉口感水嫩，能增加咀嚼次數，還能獲得飽足感，再加上含有鉀及維生素C，是非常有助減肥的超商食品。推薦裡頭有海藻、鹿尾菜、豆類或菇類的商品。要避免挑選使用大量美乃滋的馬鈴薯沙拉，以及高含醣量的通心粉沙拉。最近超商推出不少專為減肥者打造的商品，各位可以研究一下。

同場加碼

加點主食類品項！

三明治
飯糰

滿足感加分，還有助腸道活動

即食雞胸肉
烤魚

確保能量、增加飽足感

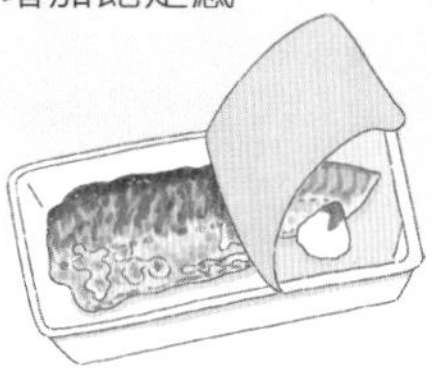

既是完全營養品，還能當成點心

水煮蛋

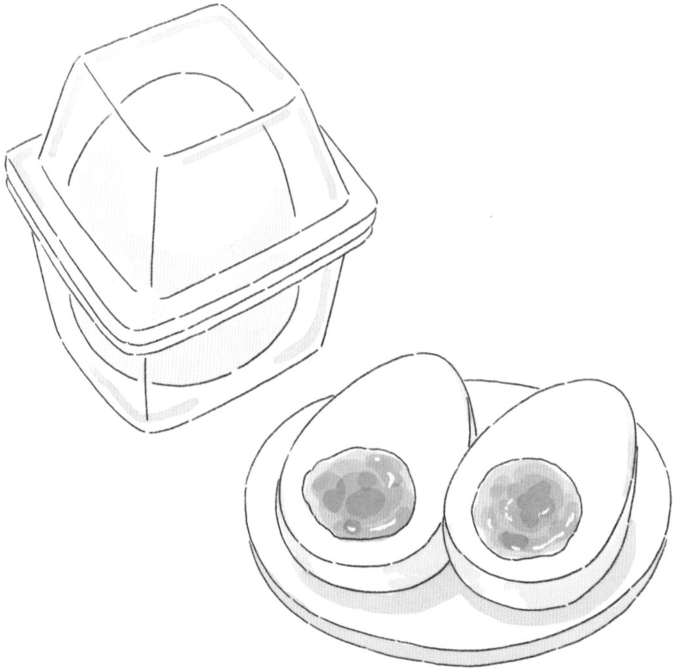

營養價值（1人份）

蛋白質	約6g
脂質	約4.5g
碳水化合物	約0.6g
醣類	約0.6g
膳食纖維	約0g

Point

每天吃1～2顆蛋，能幫助飲食減量！

蛋的醣分不高，卻含有蛋白質、維生素A、D、E、B_1、B_2、葉酸、生物素、鐵等成分，營養價值極高。每顆蛋熱量約莫80～90大卡，不只能放進正餐食用，有點嘴饞的時候更是非常棒的點心。除了一般的鹽味水煮蛋，滷蛋、燻製鵪鶉蛋、玉子燒也都可以選擇。各位還可以選在早上或白天代謝比較好的時間段，趁還沒吃主食前先吃蛋，將有助抑制血糖急速攀升。

均衡營養及飽足感一次滿足

同場加碼

- 即食雞胸肉
- 蛋白飲料

增添更多蛋白質！

- 沙拉
- 味噌湯

滿滿蔬菜暢通腸道

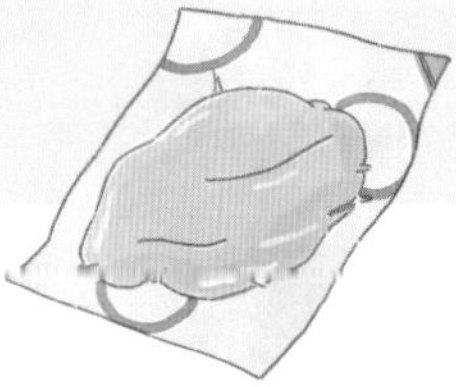

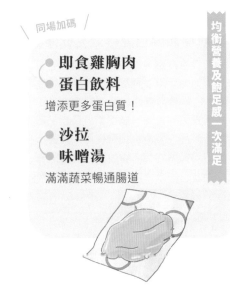

不只有練重訓的人要攝取！

蛋白產品

營養價值（1人份）

蛋白質	約14g
脂質	約0g
碳水化合物	約9g
醣類	約9g
膳食纖維	約0g

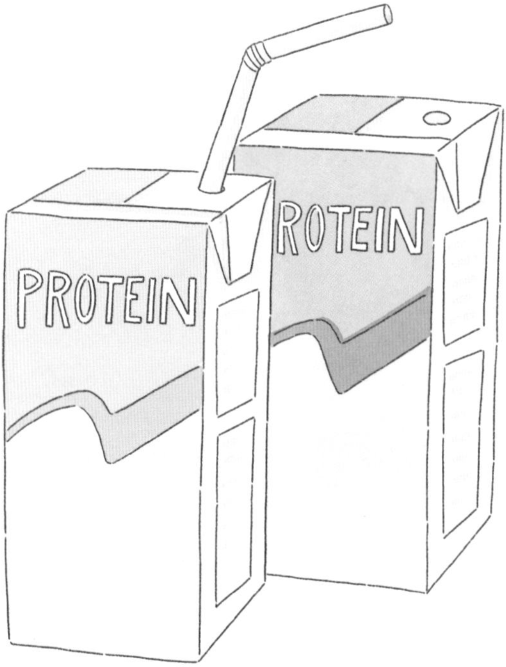

Point

口味豐富，還能當甜點

說到蛋白產品，前陣子都還是指必須加水溶解泡開的乳清蛋白粉，但最近可以在超商輕鬆購得且相當美味的蛋白飲頗具人氣。無論是咖啡歐蕾、奶香、巧克力，還是水果口味，種類非常豐富，怎麼喝都喝不膩，這類蛋白飲的蛋白質含量約15g，醣分落在10g左右，算是相當適合減肥。除了能用來增加一餐所需蛋白質，沒空的時候也能作為早餐，或是解嘴饞的點心。

同場加碼

覺得餐點有些空虛時

- **沙拉**
- **水果**

補充維生素、膳食纖維

- **堅果**

一起吃就像在享用甜點！

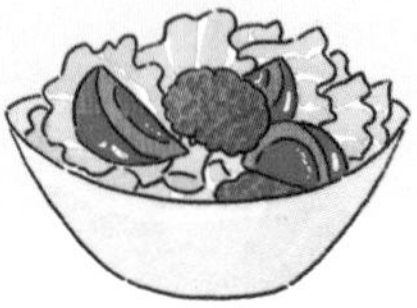

當主菜或下酒菜都很讚！

烤肉串

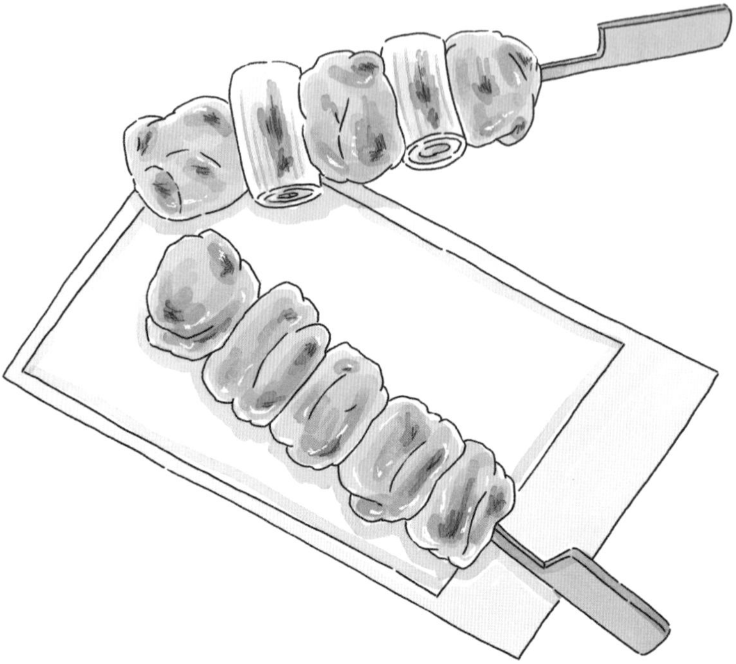

營養價值（1人份）

蛋白質	約11g
脂質	約3g
碳水化合物	約1g
醣類	約0.4g
膳食纖維	約0.3g

※以鹽味串燒（1支）計算

Point

低脂高蛋白！鹽味會比醬燒好

雞肉不僅脂質含量少、熱量低，更帶有容易消化吸收的蛋白質，同時富含能促進肝臟排毒的甲硫胺酸，所以也很適合作為下酒菜。不過有一點要特別注意，那就是慎選調味方式。避免鹹甜醬燒口味，儘量挑選鹽味品項的話，還能抑制醣分攝取。低卡卻帶有飽足感，再加上種類多樣，怎麼吃也不會膩，讓人超級滿足。

同場加碼

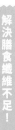

解決膳食纖維不足！

- 沙拉
- 蔬菜湯

大量蔬菜讓腸道變順暢！

- 飯糰

碳水化合物讓滿足感UP

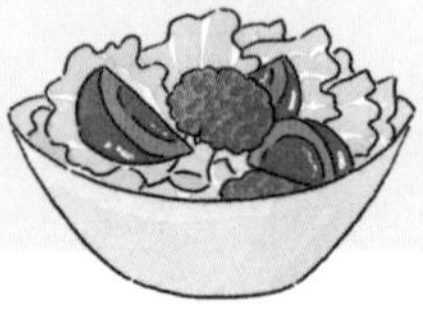

減肥＆消除疲勞效果！

薑汁燒肉

營養價值（1人份）

蛋白質	約16g
脂質	約8g
碳水化合物	約6g
醣類	約5g
膳食纖維	約1g

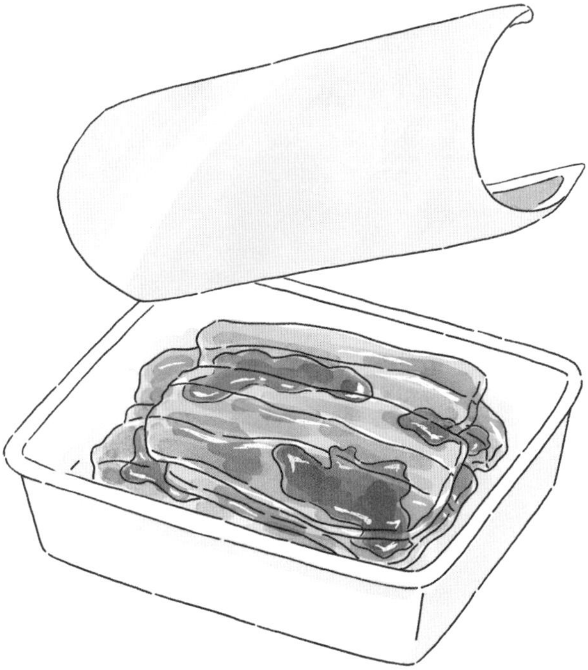

Point

代謝醣分還能大口吃肉！

要在超商買配菜的話，選這樣就對了。豬肉、薑、洋蔥組合有助提升減肥與消除疲勞的效果。同時攝取豬肉的維生素B_1以及薑、洋蔥所含的大蒜素，將能提升維生素B_1的利用效率！促進醣類代謝，幫助脂肪燃燒、消除疲勞。減肥期間想大吃一頓時，薑汁燒肉會是最合適的選擇。

同場加碼

沙拉
味噌湯

靠蔬菜補充膳食纖維

加入副菜，就能提升滿足感

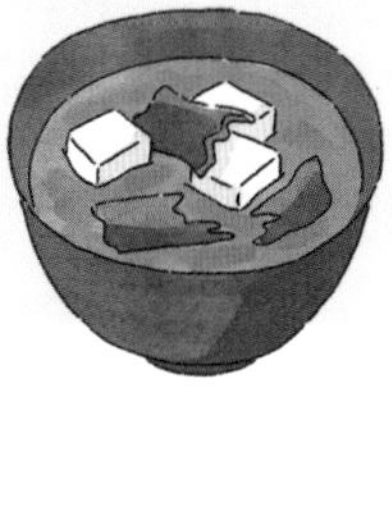

能吃甜食好幸福！

減醣點心

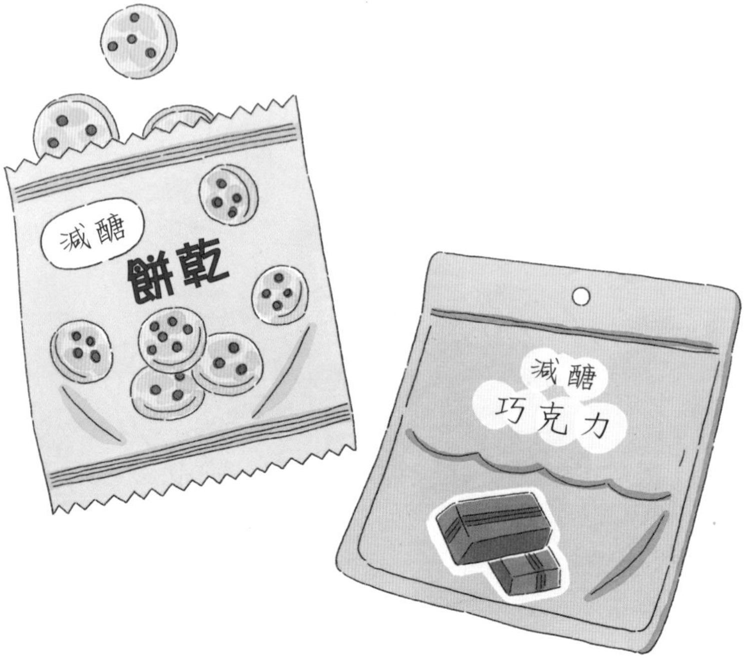

營養價值（1人份）

蛋白質	約3g
脂質	約14g
碳水化合物	約16g
醣類	約10g
膳食纖維	約6g

※以1袋計算

Point

減醣配方點心
吃了也不會有罪惡感

即便是減肥期間，只要留意含醣量，要吃甜點也可以。確認包裝上的營養成分表，只要醣分不超過10g就OK。不用覺得罪惡，別讓自己因為忍耐變得心浮氣躁。想吃巧克力的話，建議挑選杏仁巧克力，這樣不僅能抑制含醣量，還能攝取到被視為好油的油酸。減肥期間若想吃些零嘴的話，除了減醣點心，堅果類也是很好的選項。

同場加碼

配點飲料，營養加分

- **綠茶**
- **烏龍茶**

茶類能補給維生素C及多酚！

- **蛋白產品**

享受吃點心的氛圍，還能增添蛋白質

美味又能活化腸道，打造易瘦體質

優格

營養價值（1人份）

蛋白質	約11g
脂質	約2g
碳水化合物	約5g
醣類	約2g
膳食纖維	約3g

※以希臘優格計算

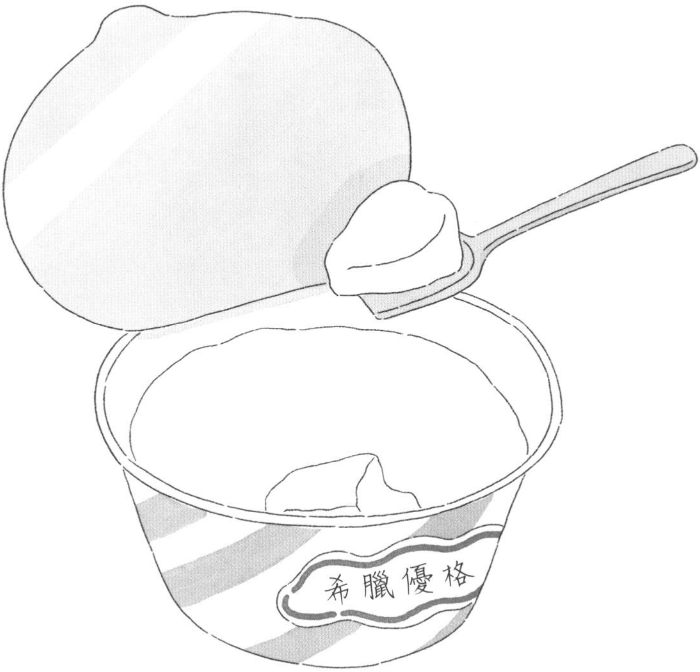

Point

用每天的早餐 整頓腸道環境

早上的排毒時間非常適合吃優格。在乳酸菌的作用下，對於改善減肥期間容易出現的便祕也很有幫助。其中，希臘優格的蛋白質含量豐富。如果沒有希臘優格，建議挑選糖分不超過10g或低脂商品。原味優格則可加點蜂蜜或堅果，營養也會跟著加分。這絕對是最佳的解嘴饞點心。

為打造易瘦體質加把勁！

同場加碼

- **蛋白產品（粉末）**
- **黃豆粉**

補充美味蛋白質

- **堅果**

既是優質油類，又能增添口感！

COLUMN 2

便祕的時候……

掌握下面4個要素！

❶ 水分不足

想讓糞便變軟，更順利排出體外的話，就一定要攝取水分。連同咖啡和茶類，每天至少要攝取1.5～2L的水分。

❷ 膳食纖維不足

想解決便祕，關鍵在於均衡攝取水溶性和非水溶性膳食纖維。水溶性纖維可見於海藻類、蒟蒻、大麥等食物，菇類、豆類、穀類、牛蒡則含有非水溶性膳食纖維，每餐最好能攝取放滿雙手手掌分量的膳食纖維類食物。

③ 脂質不足

過度限制脂質攝取會使腸道缺乏滋潤，容易阻礙排便。建議攝取較不會形成脂肪的油酸和α-亞麻油酸。可以直接喝1小匙橄欖油，也能用炒菜，或澆淋在蔬菜上。

④ 鎂不足

鎂有助腸道蠕動，各位可以積極攝取海帶芽、昆布等海藻類或豆腐、納豆及魚類。當然也能仰賴含有氧化鎂的便祕藥。另外，硬水裡頭一樣含有豐富的鎂。

Chapter 4

無壓力瘦身法 外食篇

好好享受，不需要有罪惡感

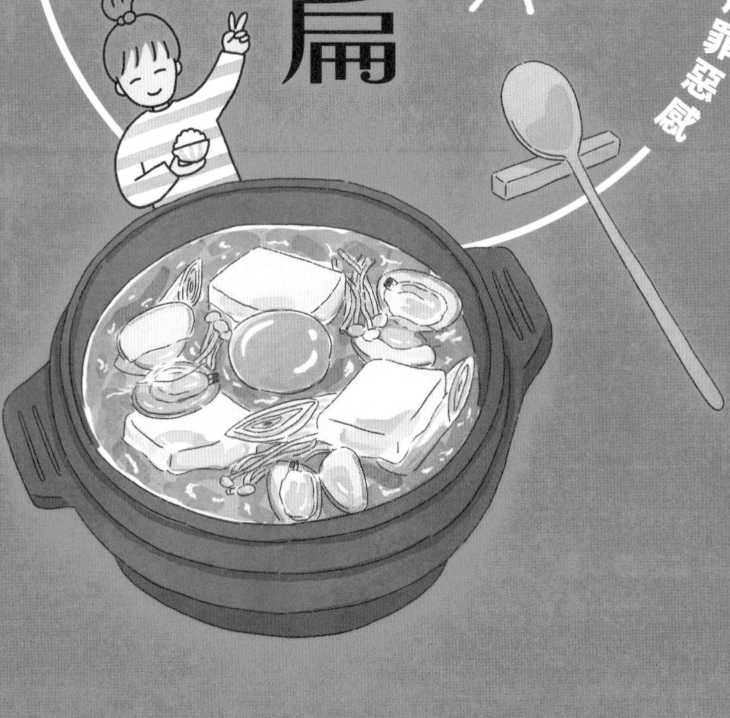

如何挑選日式料理？

1

點餐時，記得米飯「減量」

日式料理基本上都會附飯，所以要注意別過量。建議飯量選小碗就好，然後可以搭配較多的配菜。還有，儘量別選白飯，糙米或五穀飯才能補充到維生素及膳食纖維。

2

先決定主菜

如果不選定食套餐，改用單點的話，可先決定主菜要吃肉還是吃魚，再靠沙拉或味噌湯調整蔬菜攝取量。首先，要懂得如何確保蛋白質，並加入膳食纖維和其他營養素。

3

注意甜味料理

日式料理還要特別注意調味。和食能攝取營養，總給人很健康的感覺，但其實滷物類會使用大量砂糖，很容易醣分超標，所以要挑選簡單調味的品項。

日式料理 1

多選赤身魚肉，讓體質更易瘦！

生魚片套餐

營養價值（1人份）

蛋白質	約33g
脂質	約11g
碳水化合物	約44g
醣類	約39g
膳食纖維	約5g

※以減量米飯（100g）計算

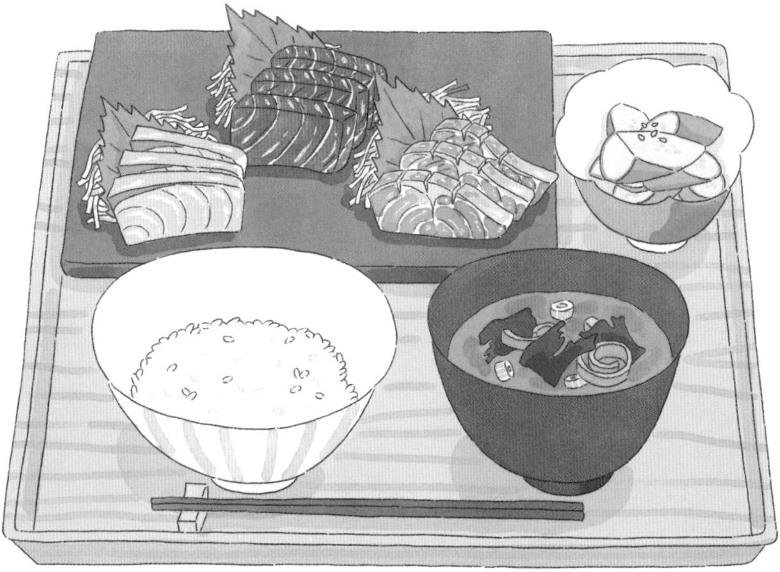

Check!

低醣＆高蛋白，
還能攝取到好油的
絕佳表現力

Point

用高蛋白＆優質油脂為減肥助力！

生魚片含有能分解膽固醇的DHA和EPA，排毒效果極佳。非常推薦給有水腫問題的人。尤其是鮪魚的醣分、脂質含量都很低，相當適合減肥。除了鮪魚，也可以挑選富含鐵質的鰹魚，非赤身魚類的話則有含蝦紅素的鮭魚、具備大量必需胺基酸的竹莢魚等，都是很棒的生魚片選項。但如果是吃套餐，還是要多加留意，別吃太多米飯。

簡單調味，減低熱量！

烤魚套餐

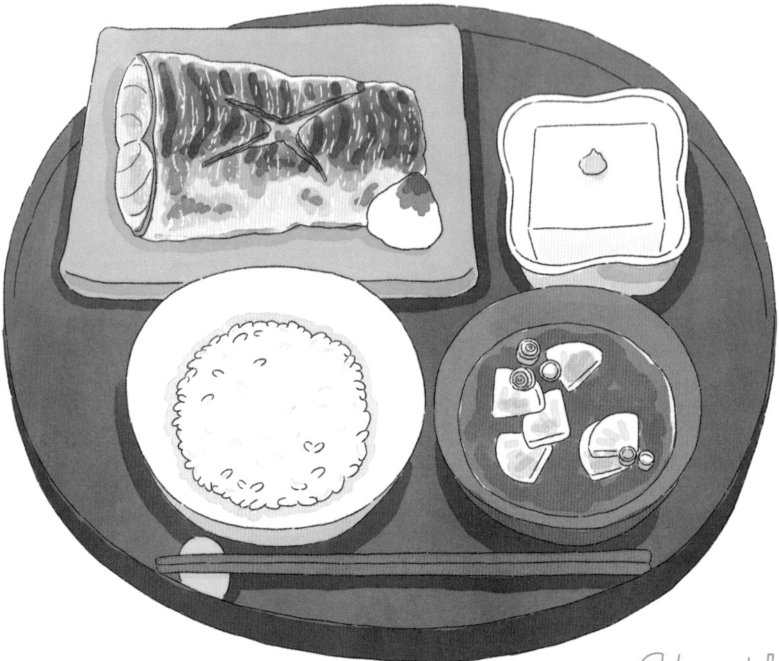

營養價值（1人份）

蛋白質	約35.5g
脂質	約26g
碳水化合物	約43g
醣類	約39g
膳食纖維	約4g

※以減量米飯（100g）計算

Check!

低熱量卻富含營養。
配上白蘿蔔和檸檬
還有加乘效果！

Point

不同搭配讓減肥效果加分！

不同於調味濃郁的紅燒魚，烤魚可以配上有助消化的蘿蔔泥，擠點能抗氧化的檸檬，用一些組合產生加乘效果，就是減肥的好夥伴。魚用烤的雖然能減少熱量，好油卻也會隨之流失，所以要記得用副菜來補充。油脂飽滿的鯖魚和花魚雖然能吃進好油，但熱量也高，要特別注意別過量。如果能搭配很多料的味噌湯或醋物之類的小菜就再好不過了。

日式料理③

乾柴肉也能變多汁

鹽麴燒肉套餐

營養價值（1人份）

蛋白質	約35.5g
脂質	約18g
碳水化合物	約52g
醣類	約47g
膳食纖維	約5g

※以減量米飯（100g）計算

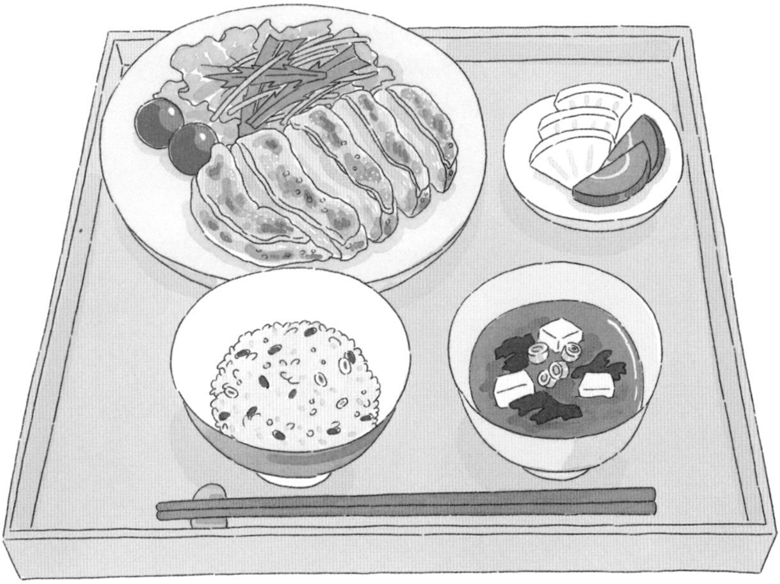

Check!

鹽麴能整頓腸道環境，幫助排毒，還有助美容呢！

Point

乳酸菌＆酵素讓身體更通暢

鹽麴含有酵素和乳酸菌，是有助整腸的發酵調味料。既然能調整腸道環境，當然也有助打造一個不會囤積多餘物質的身體。適合減肥用的高蛋白質雞胸肉和豬里肌由於脂肪少，使口感較為乾柴。不過，只要用鹽麴醃一下，就會立刻變得軟嫩多汁。另外，鹽麴還含有豐富維生素B群，可以使能量代謝更順暢。

如何挑選義式料理？

1

選擇海鮮類料理

建議可以挑選義式水煮魚這類醣分低，被認為適合用來當減肥餐的海鮮類料理。雖然低脂，卻能攝取到蛋白質，在必需脂肪酸的作用下，還有助降低膽固醇。

2

番茄×橄欖油是最強組合

番茄的茄紅素可以抗氧化，加熱後還能提升人體吸收率。另外，跟著橄欖油一起烹調的話，更有助降低三酸甘油酯及膽固醇。很推薦各位挑選使用了這兩種強大食材組合的料理。

3

起司要選低脂產品

起司富含蛋白質、鉀、維生素B_2等多種減肥不可或缺的營養素。但有些起司脂肪含量較高，建議挑選茅屋起司或莫札瑞拉起司。

海鮮和好油合作無間

義式冷盤

營養價值（1人份）

蛋白質	約20g
脂質	約31g
碳水化合物	約2.5g
醣類	約2g
膳食纖維	約0.5g

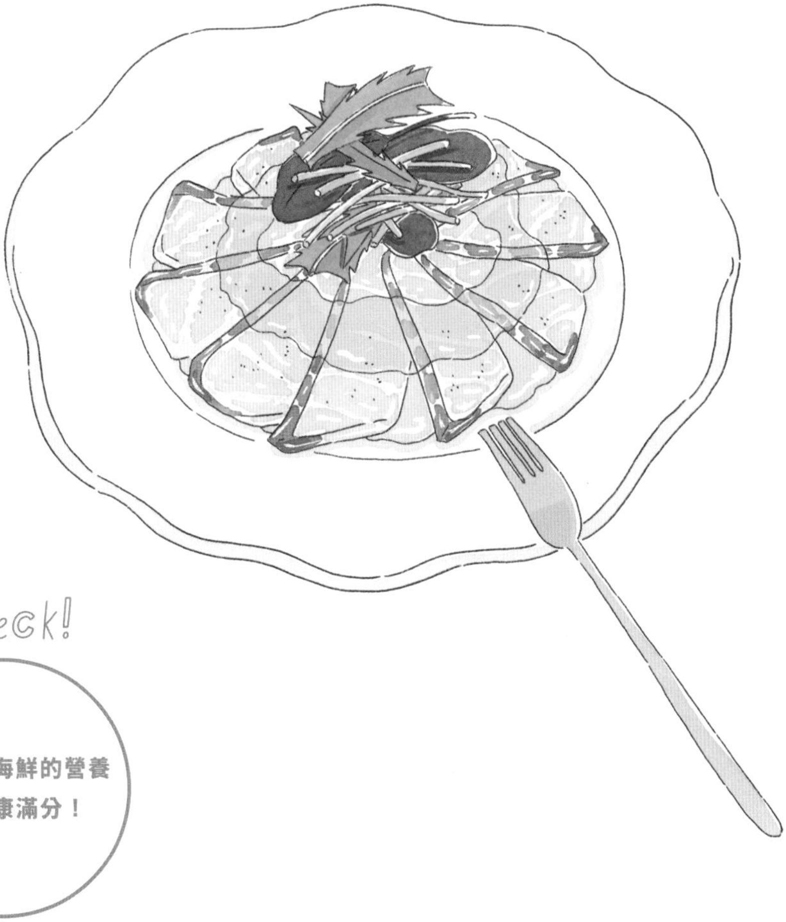

Check!

橄欖油和海鮮的營養
能讓健康滿分！

Point

輕鬆達成地中海式減肥！

橄欖油豐富的油酸和多酚其實還能預防便祕。義式冷盤使用了維生素、礦物質含量豐富的扇貝和鮭魚，因此兼具瘦身效果。減肥期間攝取好油跟蛋白質非常重要。除了義式冷盤，也很推薦使用汆燙菇類跟橄欖油的醃泡料理或蒜香橄欖料理（Ajillo）。

跟番茄一起燉煮，營養滿滿！

燉牛肚(Trippa)

營養價值（1人份）

蛋白質	約18g
脂質	約33g
碳水化合物	約11.5g
醣類	約8.5g
膳食纖維	約3g

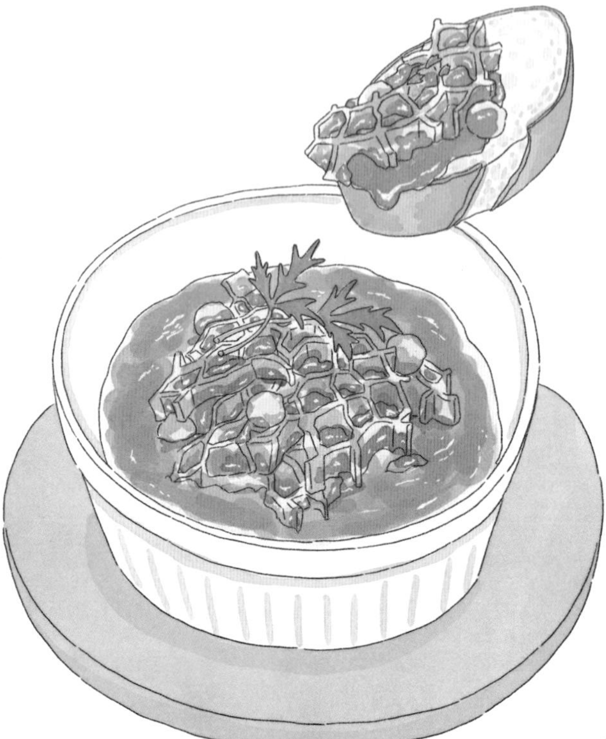

Check!

好消化吸收，
滿滿營養、
熱量卻很低！

Point

營養超級均衡的肉類料理

Trippa是指牛的第二個胃。烹調用的牛肚會先處理過，所以熱量不高，也很好消化。牛肚含有能消除疲勞的維生素B_1和礦物質等，營養成分均衡，同時富含優質蛋白質。經過長時間慢火燉煮，還能提升番茄茄紅素的脂肪燃燒效果。

義式料理③

別猶豫直接選下去的逸品

義式水煮魚

營養價值（1人份）

蛋白質	約34g
脂質	約25g
碳水化合物	約15g
醣類	約11g
膳食纖維	約4g

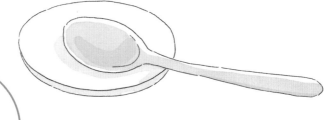

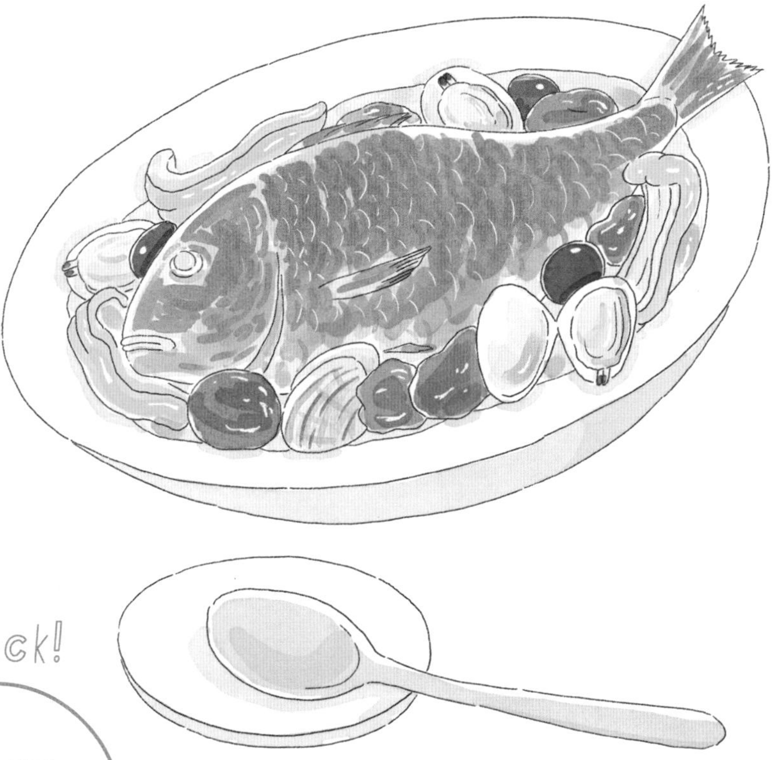

Check!

低熱量又健康，
營養滿分&滋味
讓人有夠滿足！

Point

凝結了減肥時所需的營養素！

義式水煮魚的烹調方式簡單，卻凝結了海鮮的鮮味，是減肥期間也能放心品嘗的一道菜。最常見的材料是白身魚，不僅蛋白質豐富，脂肪含量也很低。富含維生素、油酸的番茄及橄欖油則能幫助吸收，實在好處多多。裝飾襯托用的蛤蜊也能攝取到礦物質。

如何挑選中式料理？

1

邊吃邊喝茶

中國茶能抑制醣分和脂質吸收，很適合隨餐飲用。不只有烏龍茶，其實普洱茶、茉莉花茶都有相同功效，是能避免進食過量的神隊友。

2

挑選調味簡單的料理

建議挑選醣分相對較少的青菜炒肉等烹調方式簡單的料理。羹類料理會使用太白粉增添濃稠度，醣分卻也會隨之增加。另外也要特別留意糖醋排骨為了增添甜味所使用的砂糖。

3

避免大量用油的料理

中式料理多半會使用容易變成脂肪的動物性或植物性油脂，熱量自然相對可觀。各位要極力避免油炸料理，儘量挑選烹調方式簡單的品項，搭配涼拌菜或榨菜稍微解膩，別讓自己吃太多。

中式料理 1

補充容易缺乏的營養素

韭菜炒豬肝

營養價值（1人份）

蛋白質	約22.5g
脂質	約11g
碳水化合物	約13.5g
醣類	約12g
膳食纖維	約1.5g

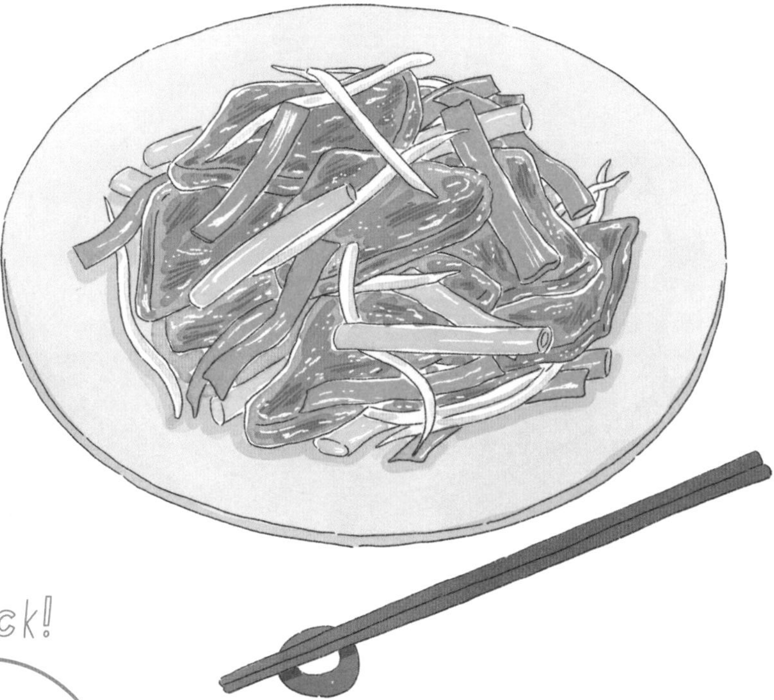

Check!

一次攝取到
有益女性的
多種營養素，
還能補充精力！

Point

同時實現減肥＆美肌願望！

韭菜的大蒜素有助吸收減肥不可或缺的維生素B群，維生素C亦是豐富。另外，豬肝除了富含蛋白質和女性容易缺乏的鐵，更是低熱量食材。韭菜炒豬肝不僅具備大量女性所需營養素，帶有飽足感，還能補充精力，讓人吃了心滿意足。

減緩脂質吸收

酸辣湯

營養價值（1人份）

蛋白質	約21g
脂質	約13g
碳水化合物	約19g
醣類	約13g
膳食纖維	約6g

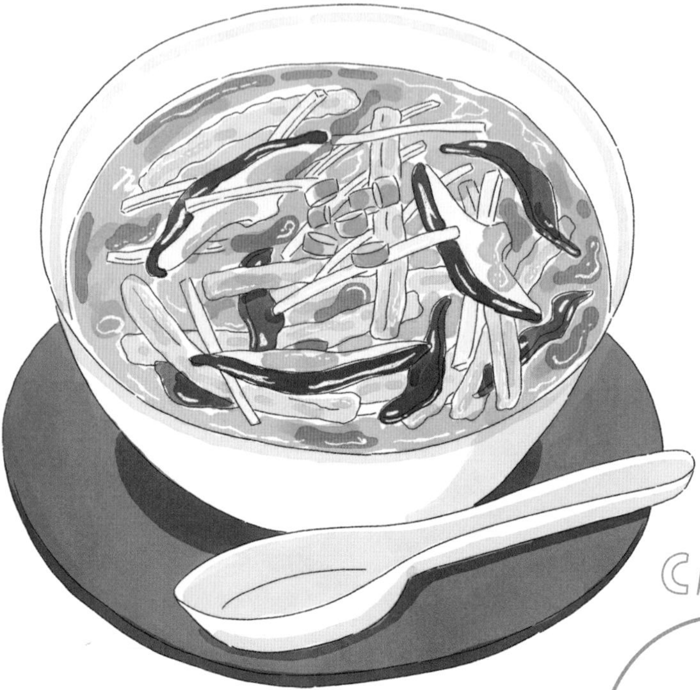

Check!

醋能減緩脂質吸收！
還能讓身體暖呼呼，
喝了好滿足

Point

減肥也能安心品嘗的減醣中式湯品

將豆腐和雞蛋加入雞骨湯底烹煮，淋點醋就能品嘗。雖然是中式料理，熱量和醣分都很低。人稱完全營養品的雞蛋和帶有植物性蛋白質的豆腐都具備飽足感。醋則能抑制血糖上升、減緩脂質吸收。中式料理大多屬於重口味，很適合配上一碗爽口的酸辣湯。

中式料理 ③

低醣兼具豐富營養！

青椒肉絲

營養價值（1人份）

蛋白質	約17g
脂質	約11g
碳水化合物	約11g
醣類	約10g
膳食纖維	約1g

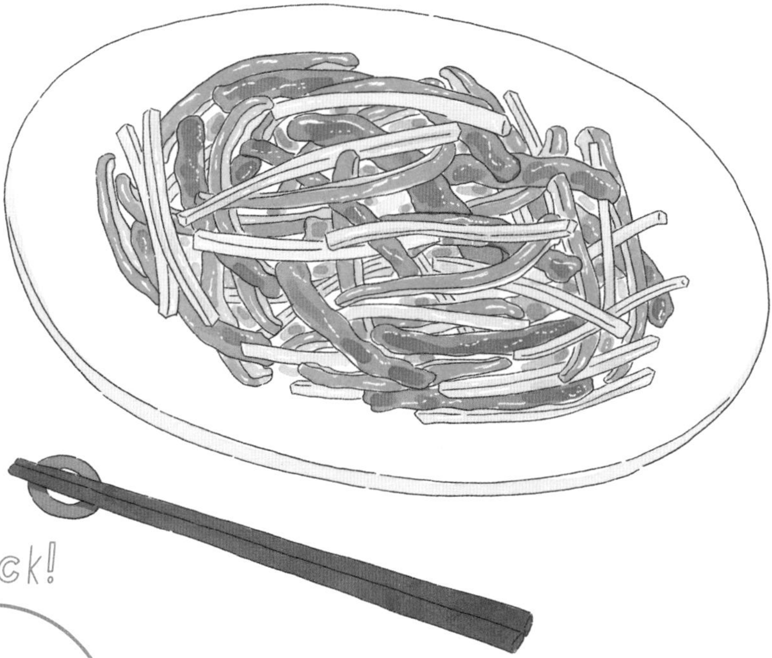

Check!

鐵再加上維生素C，
將有助消除疲勞！

Point

兼具燃燒脂肪功效和絕佳飽足感！

青椒肉絲使用了牛肉、青椒、竹筍等低醣食材，以中式料理來說，算是含醣量相對較低的品項。牛肉含有左旋肉鹼，能大幅促進脂肪燃燒，青椒的維生素C跟著蛋白質一起進入體內的話，甚至能促進合成膠原蛋白，為美容功效加分。只要注意用油量，就是非常適合減肥的一道菜。

無壓力瘦身法
外食篇

如何挑選韓式料理？

1

發揮辣椒的燃脂效果

辣椒的辣椒素不僅能夠暖身，促進燃脂效果，還有助排便。但辣椒本身具有刺激性，吃太多會使胃部不適，所以要懂得適量即可。

2

配上大量蔬菜

韓國料理有非常多使用大量蔬菜的品項，例如韓式拌菜、包燒肉用的生菜、韓式拌飯、泡菜等。只要懂得挑選這些料理，攝取充足的膳食纖維，就能預防血糖上升，打造易瘦體質！

3

用泡菜等發酵食品整頓腸道

無論是各類泡菜或韓式辣醬，這些都是非常好的發酵食品。除了本身美味，有助整腸，還能預防便祕，甚至具備美容功效。但發酵食品含鹽量較高，仍需注意勿過量。

韓式料理 ❶

辣椒素能讓燃燒效果UP

嫩豆腐鍋

營養價值（1人份）

蛋白質	約24g
脂質	約16g
碳水化合物	約49g
醣類	約46g
膳食纖維	約3g

※以減量米飯（100g）計算

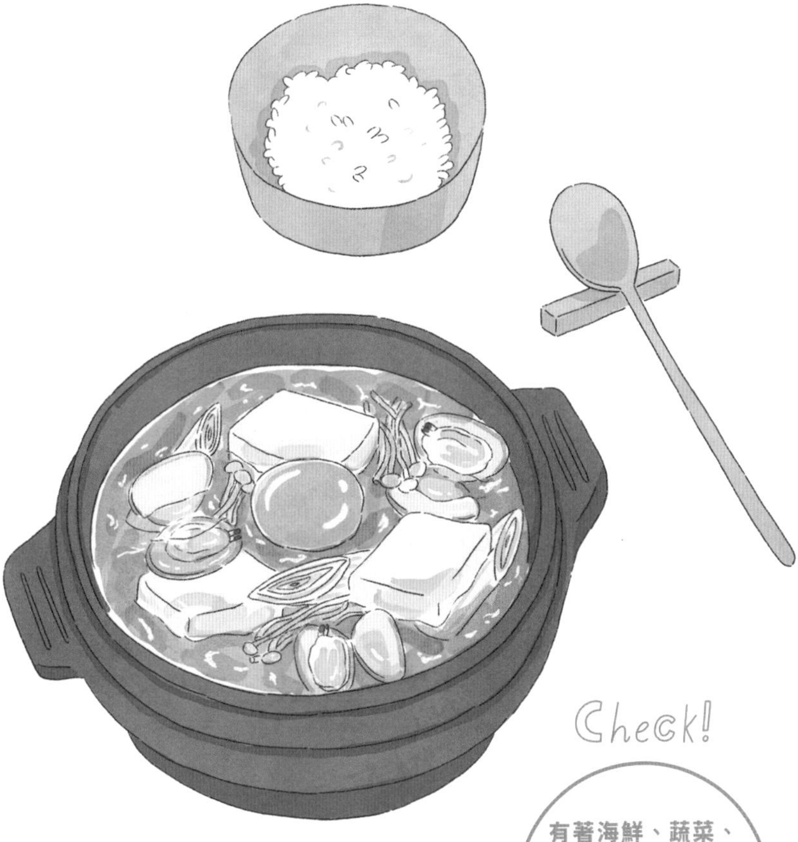

Check!

有著海鮮、蔬菜、豆腐豐富食材！辣椒還能提升燃脂效率

Point

營養滿點，又能暖和身體的減醣湯品

這是用辣椒湯底燉煮海鮮、肉類、豆腐和蔬菜的鍋物料理。湯底本身的醣分含量不高，只要附餐的米飯「減量」，一樣能抑制醣分。用豆腐取代主食，減醣也能吃得很滿足。嫩豆腐鍋雖然營養豐富、能暖和身體，但含鹽量較高，注意別喝太多湯喔。

用溫和湯品暖暖身子

雪濃湯

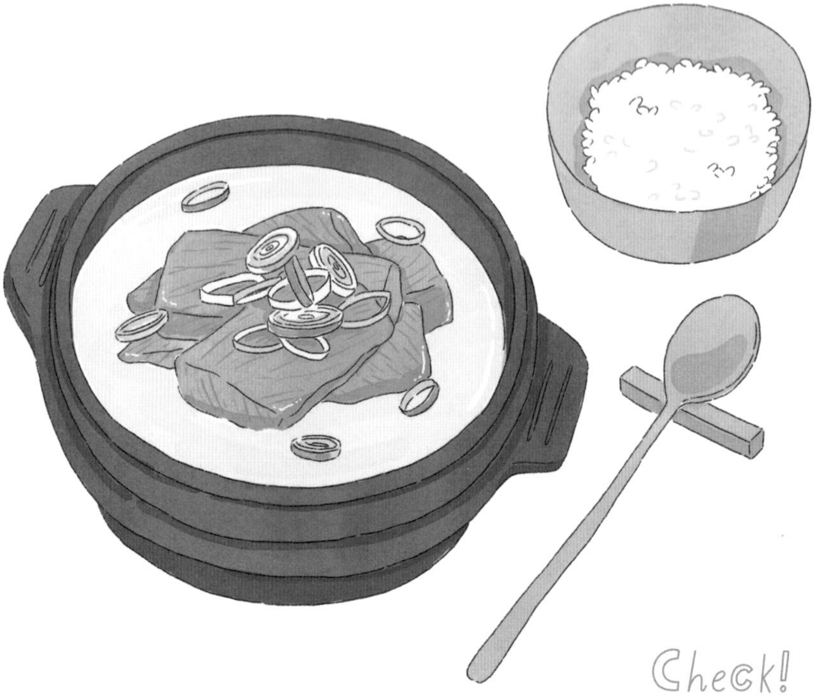

營養價值（1人份）

蛋白質	約31g
脂質	約5g
碳水化合物	約41g
醣類	約39g
膳食纖維	約2g

※以減量米飯（100g）計算

Check!

內行人都知道的
韓國隱藏版精力湯，
瘦身效果
竟如此驚人！

Point

能燃脂的魔法湯品

這是用牛骨、牛腿肉、內臟慢火燉煮而成的白湯料理。雪濃湯跟蔘雞湯一樣都富含營養，但如果要用來減肥的話，前者會更有優勢。牛肉除了擁有優質蛋白質，還具備鈣、維生素B_1和B_2，除了有助消除身體疲勞、恢復情緒，甚至能燃燒脂肪。再加上富含膠原蛋白，對美肌也相當有幫助！

用豬肉的維生素來抑制醣分

韓式菜包肉

營養價值（1人份）

蛋白質	約26g
脂質	約27.5g
碳水化合物	約8.5g
醣類	約7g
膳食纖維	約1.5g

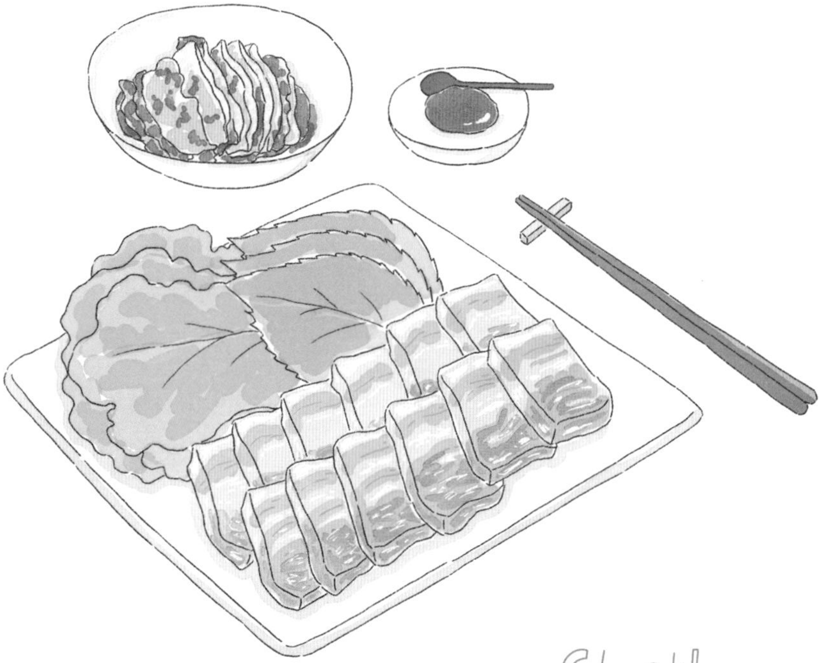

Check!

豬肉的維生素 B_1
配上泡菜
能讓代謝UP！

Point

豬肉和泡菜的營養搭配性絕佳！

豬肉內含的維生素 B_1 有助醣分分解成能量，是減肥的好夥伴。韓式菜包肉的豬肉會用鹽水汆燙或蒸熟，非常健康。連同泡菜一起包進生菜享用，還有助提升代謝率。不只美味，更是營養組合滿分的一道菜。

在家庭餐廳怎麼點？

1

別臣服甜的誘惑！

在家庭餐廳要特別注意醣分爆表的品項。除了甜點，馬鈴薯沙拉、調味是甜味的套餐、使用大量米飯的丼飯類都要很小心。建議先從能攝取到蛋白質的主菜選擇要吃什麼。

2

用主菜做組合搭配

家庭餐廳有很多只要單項就能吃到心滿意足的料理，像是咖哩飯、義大利麵，但這些品項卻很容易攝取過量醣分，所以不推薦給各位。建議可以先決定能攝取到蛋白質的主菜，接著再加個沙拉做搭配，如果覺得分量不夠，則可以點「減量」米飯。

3

聰明運用飲料區

吃飯時建議喝能夠抑制脂肪吸收、含豐富多酚的烏龍茶或普洱茶。餐後則可以靠黑咖啡燃脂。如果不想要含咖啡因，推薦能消除水腫的南非國寶茶。

調味對了，最愛料理也能吃得健康！

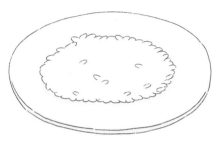

日式漢堡排

營養價值（1人份）

蛋白質	約19g
脂質	約15g
碳水化合物	約52g
醣類	約48g
膳食纖維	約4g

※以減量米飯（100g）計算

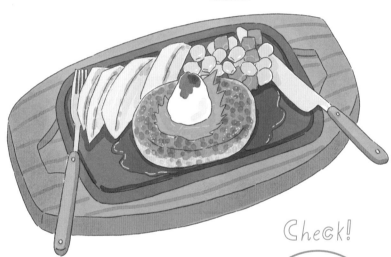

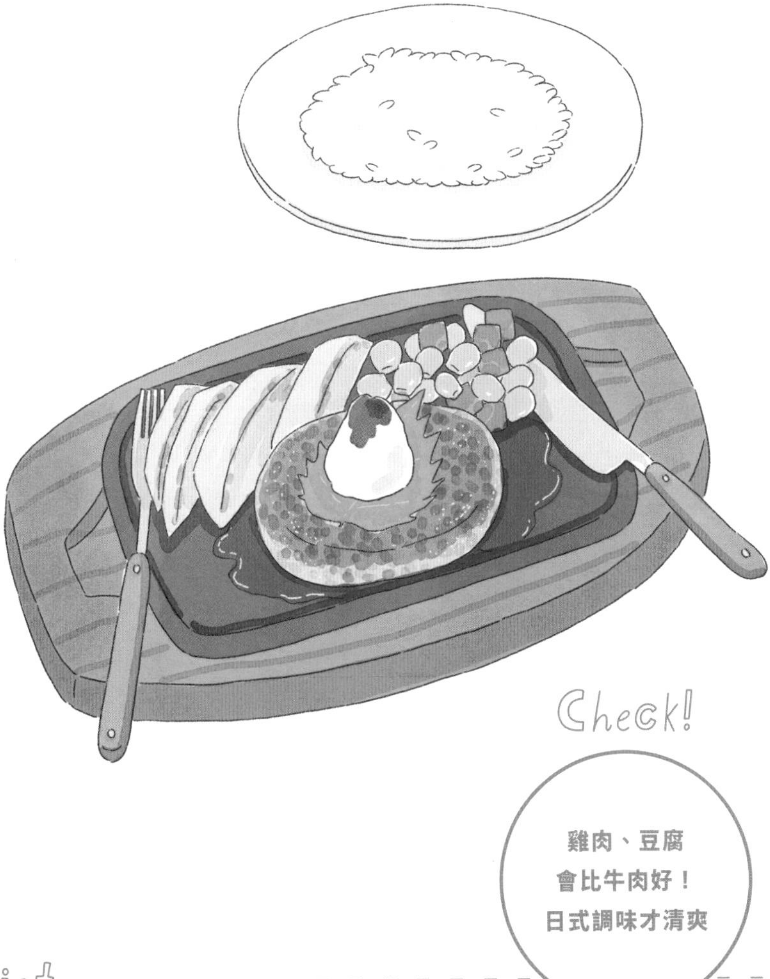

Check!

雞肉、豆腐
會比牛肉好！
日式調味才清爽

Point

能攝取到女性所需營養素！

大家都愛的漢堡排有著豐富蛋白質，維生素、礦物質含量也很多。建議各位可從最近興起的減醣菜單中，挑選用豆腐或雞肉製作的品項。日式醬汁的醣分、脂質則會比多蜜醬更低，如果再配上蘿蔔泥，還有助蛋白質消化。

可以大口吃肉！

牛瘦肉排

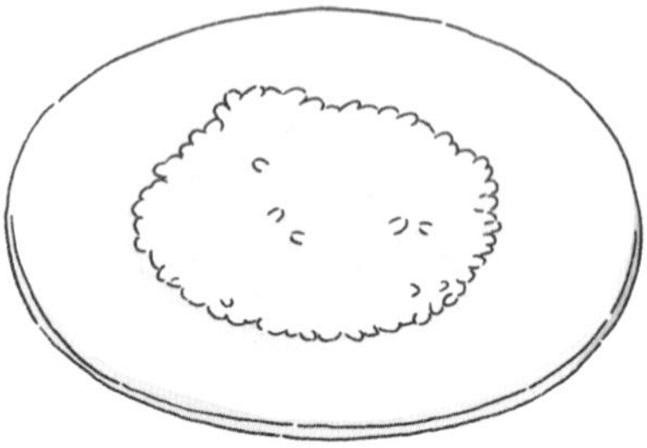

營養價值（1人份）	
蛋白質	約27g
脂質	約8g
碳水化合物	約37.5g
醣類	約36g
膳食纖維	約1.5g

※以減量米飯（100g）計算

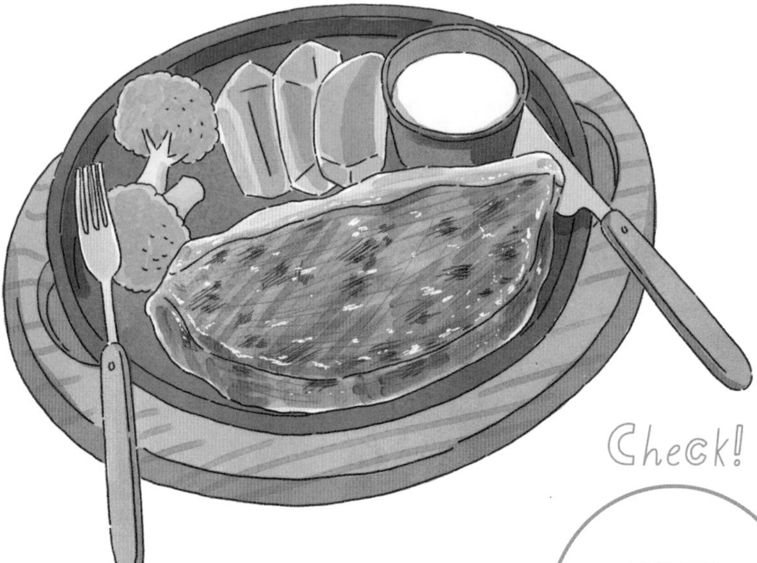

Check!

燃脂還能
維持住肌肉！
讓減肥效果大加分

Point

含大量打造美體的營養素！

減肥時吃排餐感覺太罪惡了……不過，只要挑選瘦肉就可以！瘦肉不只具備蛋白質，也含有大量能促進代謝的維生素B群和有助燃脂的左旋肉鹼。另外更富含女性較容易缺乏的鐵、促進肌肉合成的肌酸等營養素，是能為減肥帶來助攻作用，又讓人吃到心滿意足的品項。

分量滿滿又低脂

炙燒雞排

營養價值（1人份）

蛋白質	約34g
脂質	約17g
碳水化合物	約37g
醣類	約35.5g
膳食纖維	約1.5g

※以減量米飯（100g）計算

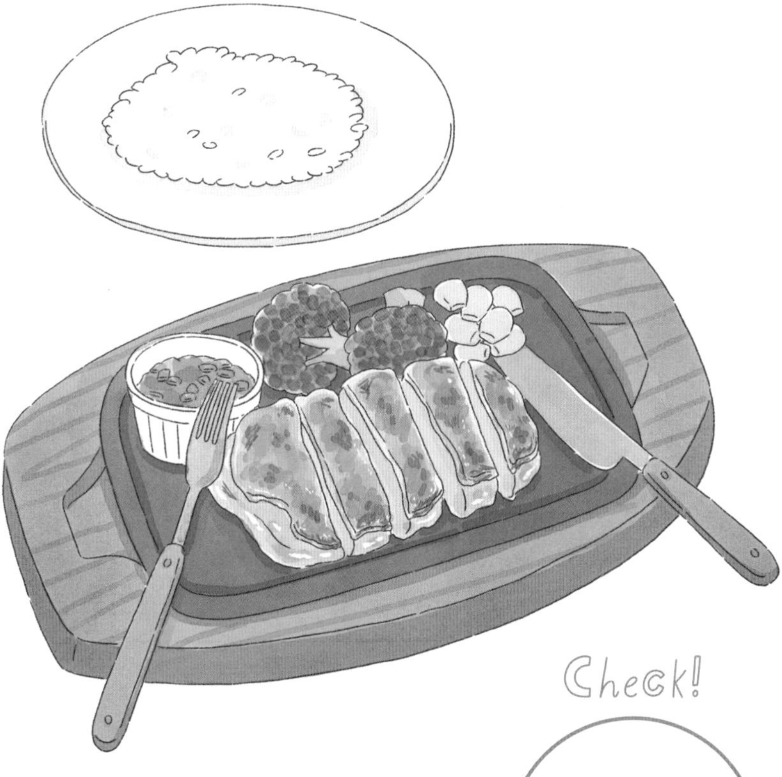

Check!

很有飽足感，
所以還能
減少總進食量！

Point

光這道就能讓營養素和飽足感都得到滿足！

蛋白質含量豐富，脂質卻很低，以無壓力瘦身食材來說，雞肉的表現極佳，在家庭餐廳菜單中的選擇也相當多樣。其中最推薦的是炙燒雞排。跟牛排或豬排相比，雞排的配菜相對更健康，飽足感也很夠。這樣一份餐就讓人非常滿足，即便少了米飯等碳水化合物，也不會覺得空虛。

在燒烤店怎麼點？

1

選部位點餐

只要懂得怎麼選部位，減肥期間也能享用燒烤。避免脂質豐富的五花肉，改挑里肌肉、牛肚、肝臟或橫膈膜，調味則建議選鹽味。假設每片肉重約20g，基本上一餐吃個10～15片是沒問題的。

2

靠烏龍茶抑制脂肪吸收

烏龍茶特有的多酚能阻礙脂肪吸收，用來配燒烤真是再適合不過了。它能將肉類的多餘脂肪排出體外，所以無論是餐前、餐中或餐後都該積極飲用喔。

3

找蔬菜來助陣

記住不要一開始就從肉類下手，而是要先吃蔬菜。可以吃沙拉、烤蔬菜、海帶芽湯，當然也可以吃泡菜。先攝取膳食纖維能抑制血糖上升，當然就能更享受燒烤囉。

低熱量，很適合減肥！

橫膈膜

營養價值（1人份）

蛋白質	約15g
脂質	約27g
碳水化合物	約0.3g
醣類	約0.3g
膳食纖維	約0g

※每100g

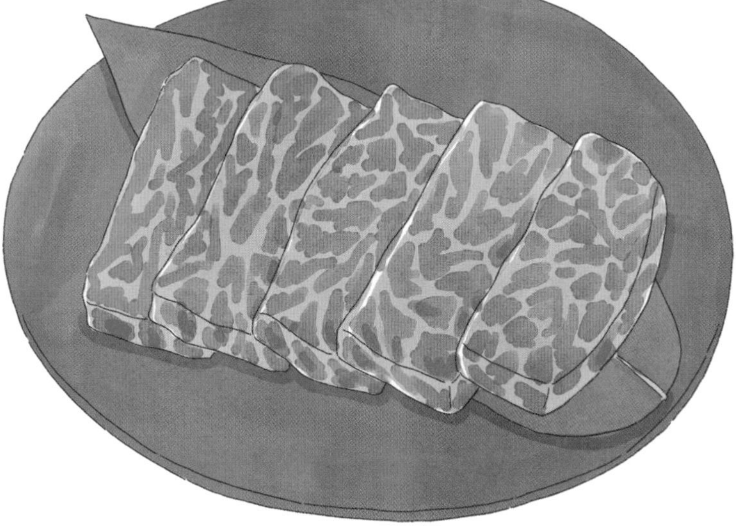

Check!

細嚼慢嚥
吸收蛋白質
&攝取鉀還能讓
身體通暢！

Point

超有咀嚼感，能刺激飽食中樞

橫膈膜富含蛋白質、熱量又低，每100g約300大卡，算是熱量偏低的部位，所以吃橫膈膜能維持肌肉，提升代謝，還能有效率地攝取到蛋白質。另外，橫膈膜更有大量的鉀，有助身體排出會造成水腫的鹽分及老廢物質。再加上肉質充滿嚼勁，能得到相當的飽足感。

靠瘦肉幫助代謝！

里肌肉

營養價值（1人份）

蛋白質	約18g
脂質	約17g
碳水化合物	約0.1g
醣類	約0.1g
膳食纖維	約0g

※每100g

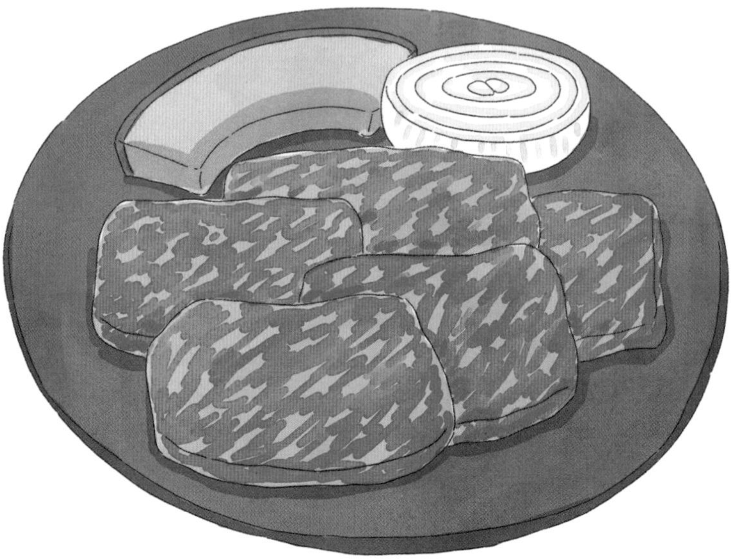

Check!

鹽味、檸檬會比鹹甜醬汁好，是享受風味變化的安全牌！

Point

導向易瘦體質的瘦肉最佳代表

里肌肉有著優質蛋白質、維生素和礦物質，是能幫助代謝的瘦肉，很推薦各位可以多點。肉類跟濃郁的醬料雖然很搭，但絕對不能沾太多。可以沾鹽、沾芥末，也可以擠點檸檬汁，好好享受肉本身帶有的鮮味。跟著蔬菜一起品嘗，還能減緩脂質吸收呢。

燒烤③

和大蔥一起吃，瘦身效果加分

牛舌

營養價值（1人份）

蛋白質	約13g
脂質	約32g
碳水化合物	約0.2g
醣類	約0.2g
膳食纖維	約0g

※每100g

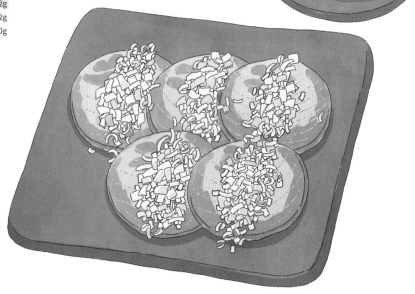

Check!

加上檸檬汁
和大量的蔥，
讓脂肪燃燒吧！

Point

靠滿滿的蔥＋檸檬燃燒吧！

牛舌也是含有豐富蛋白質的部位。請各位一定要包很多很多蔥來品嘗。如果把牛舌的維生素B_1跟大蔥所含的大蒜素一起攝取，那麼就能在體內停留更長的時間，幫助醣分代謝。淋上檸檬汁甚至還能抑制脂肪吸收，是經過充分咀嚼就能燃脂的優質肉品。

在壽司店怎麼點？

1

聰明挑選壽司用料

最推薦赤身魚，不只能吃進蛋白質，還能補充Omega-3脂肪酸及鐵。另外，富含好油的青皮魚、帶有維生素和蛋白質的扇貝、牛磺酸含量豐富的甜蝦也都是很棒的選項。大約吃「8貫」就要收手喔！

2

要留意創意壽司

最近除了單純使用生魚片的握壽司，還出現不少改放肉類、加進美乃滋或玉米的創意壽司。這類壽司的醣分多半較高，也可能含有造成肥胖的油脂，所以請挑選一般握壽司。

3

聚焦副餐！

不想握壽司吃太多的話，建議搭配用了大量海藻的味噌湯或茶碗蒸等副餐。這樣不僅能有飽足感，還能攝取到減肥所需的膳食纖維及其他營養素。

補足容易缺乏的鐵！

赤身握壽司

（鮪魚、鰹魚等）

營養價值（1人份）

蛋白質	約8g
脂質	約2g
碳水化合物	約16g
醣類	約15g
膳食纖維	約0.6g

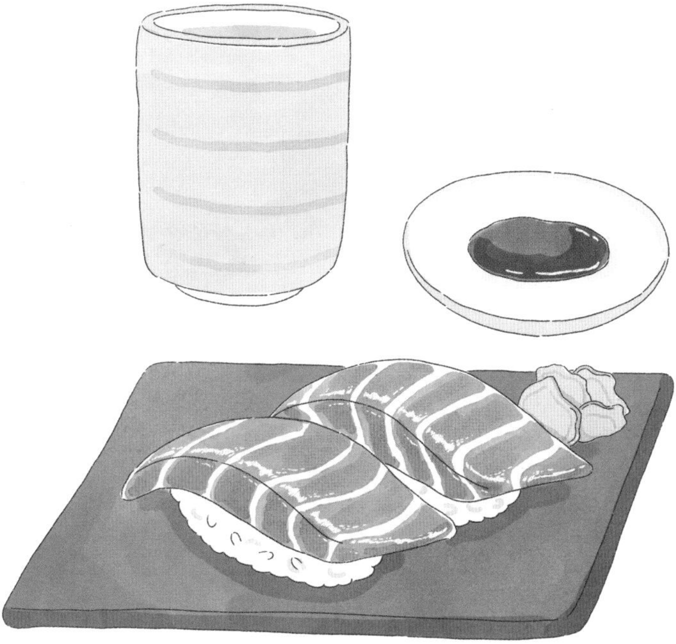

Check!

低醣&低脂，卻富含身體所需營養素！

Point

優先挑選減肥效果佳的鮪魚

赤身魚富含能形成肌肉的蛋白質以及有助代謝的維生素B群。鮪魚還能充分補足減肥期間容易缺乏的鐵。要吃鮪魚的話，會建議挑選赤身部位，但其實中腹、大腹也OK。另外，還很推薦鐵含量豐富的鰹魚。赤身魚以外的話，不妨選擇鮭魚這類含有蝦紅素、可抗氧化的白身魚。

用Omega-3脂肪酸擊退膽固醇！

青皮魚握壽司

（秋刀魚、竹莢魚、沙丁魚、鯖魚等）

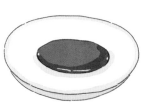

營養價值（1人份）

蛋白質	約7g
脂質	約1g
碳水化合物	約16g
醣類	約15g
膳食纖維	約0.6g

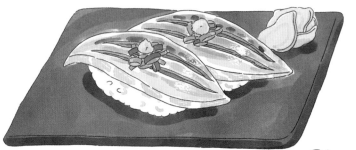

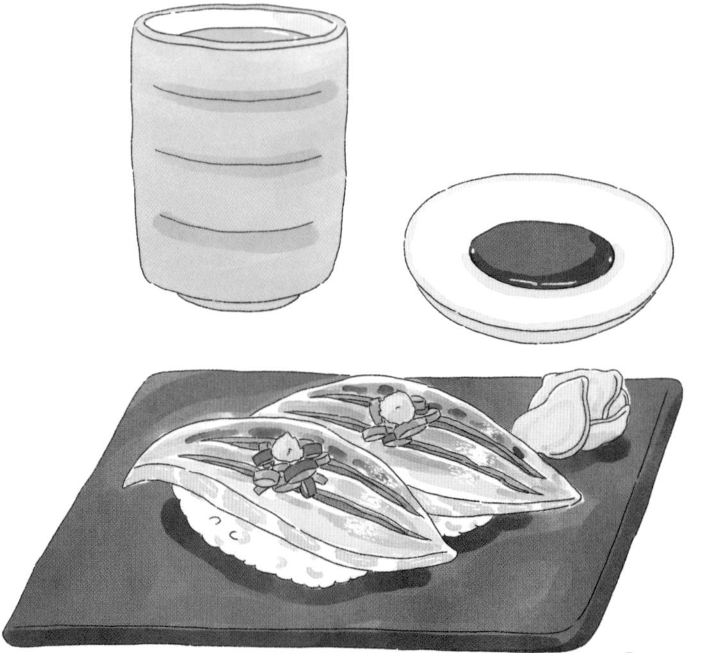

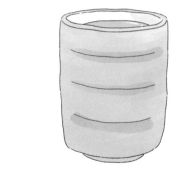

Check!

先從味道爽口的魚類吃起，將有助大幅抑制食慾

Point

積極攝取Omega-3脂肪酸含量豐富、腹部帶有銀白亮色的魚類！

建議各位挑選含有DHA、EPA等好油的秋刀魚、沙丁魚及鯖魚。這些成分進入體內後會優先燃燒，不易形成脂肪，減肥期間也能安心享用。另外也很推薦脂質含量少的貝類，以及口感佳、能降低食慾的章魚或烏賊。但還是要學會怎麼搭配，才能避免營養不均喔。

預防吃太多握壽司

茶碗蒸

營養價值（1人份）

蛋白質	約7g
脂質	約3g
碳水化合物	約2g
醣類	約2g
膳食纖維	約0.4g

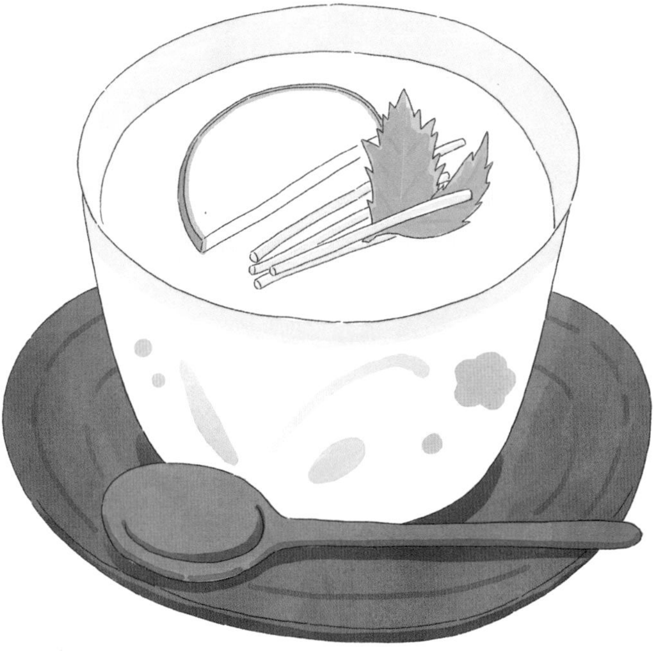

Check!

懂得在
享用壽司過程
來口茶碗蒸，
控制停不下來
的食慾！

Point

穿插著吃，肚子也能好滿足！

茶碗蒸醣分低，是減肥期間也能安心吃的品項。除了熱量不高，想要更有飽足感時，這絕對是救世主般的存在。茶碗蒸沒有用油，僅以高湯稀釋蛋液再蒸過，所以每碗頂多60大卡，熱量並沒有很高。雞蛋和餡料還能補充到壽司沒有的營養。除了挑選茶碗蒸，也很推薦喝味噌湯補給膳食纖維。

COLUMN 3

皮膚變差的時候……

減肥期間很容易因為生活習慣的改變導致皮膚變差，所以要懂得攝取有益美容的營養素，避免飲食不均。

❶便祕也是影響因子

膚質差的人基本上都會有便祕問題，這可能是因為排毒成效不佳，導致肌膚新陳代謝變差。便祕也有可能是直接造成皮膚變差的原因，所以要先解決便祕問題（參照P72）。

❷脂質不足

會便祕有可能是因為脂質不足。尤其是乾燥肌膚的人很容易缺乏能為肌膚形成屏障的皮脂，這時會建議各位攝取橄欖油所含的油酸。油酸的結構與皮脂成分相近，有助補充缺乏的皮脂。不過，油酸卻也會導致油性肌膚者皮脂過剩，注意可別過量了。

❸補充維生素

能攝取多點美容成分是很不錯的。這裡會建議從雞肉、豬肉、牛肉攝取蛋白質、維生素B_2及B_6。蛋白質是構成肌肉的材料，維生素B_2、B_6則能防止皮脂分泌過剩，有助改善毛孔阻塞。

Chapter 5

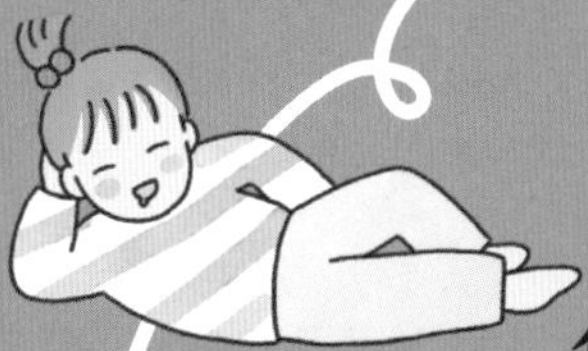

無壓力瘦身法 飲酒篇

想喝就喝別忍耐！

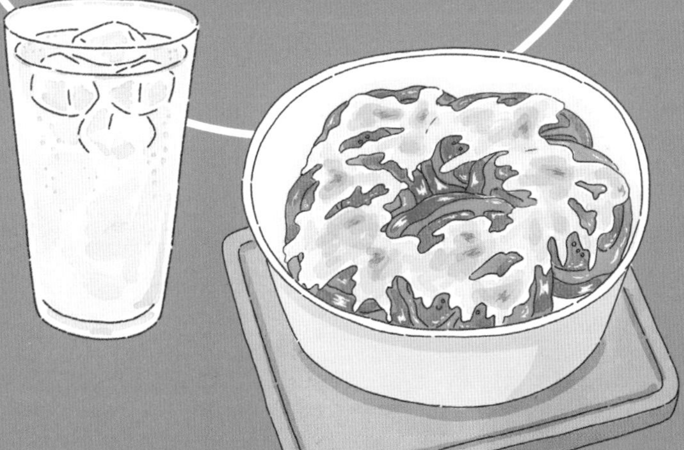

這樣喝才能無壓力輕鬆瘦

「想要減肥成功，難道一定要戒酒？」
沒有喔……只要懂得挑選喝了不會胖的酒就ＯＫ。
另外，再學會遵守幾個原則，想配點下酒菜也沒問題。
聰明喝酒不僅能紓壓，
竟然還能瘦身，學會這種喝法才叫「無壓力輕鬆瘦」。

喝酒會胖是因為代謝變差的緣故

其實酒精本身帶有的熱量會變成熱釋放出來，所以不易形成脂肪。不過，想要分解酒精，就必須消耗維生素、礦物質和酵素，使身體處於代謝變差的易胖狀態。跟著下酒菜一起享用的話，會較難代謝掉下酒菜所含的醣分和脂質，當然就會變胖。

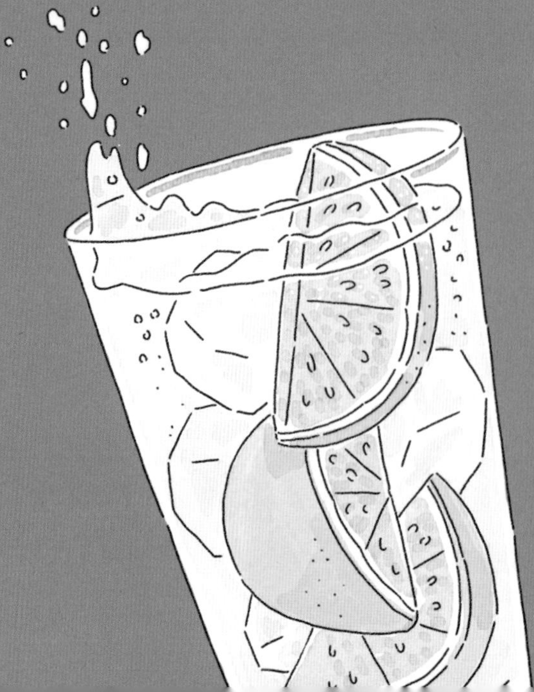

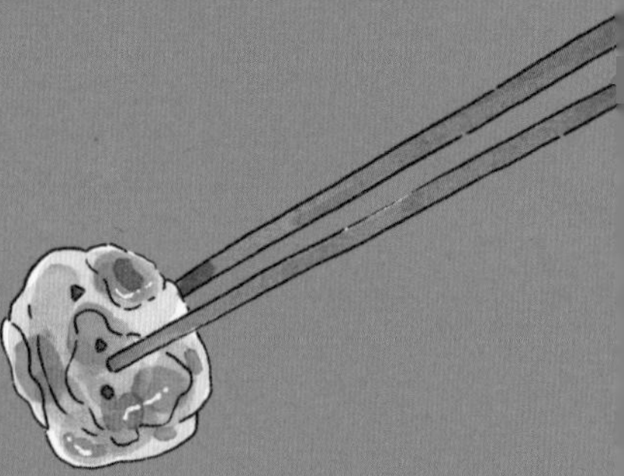

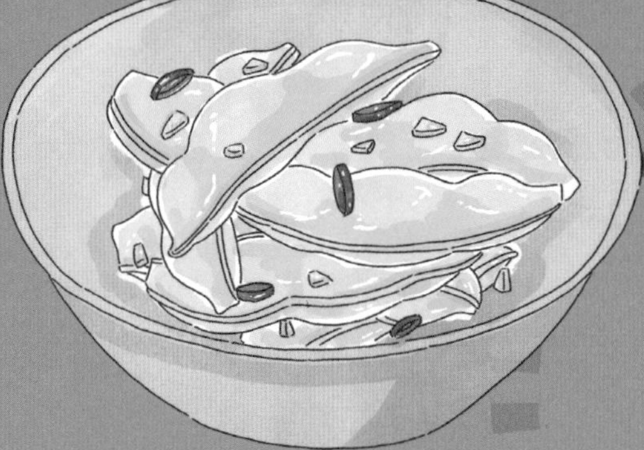

有些酒喝了會胖、有些喝了卻不會

啤酒、清酒、葡萄酒等酒類含大量醣分，喝了容易變胖。醣分相對較低的威士忌、燒酒、琴酒等蒸餾酒屬於較不易胖的酒。酒精度數愈高，熱量也跟著愈高，建議儘量稀釋飲用。每次能控制在1～2杯更好。

用下酒菜為減肥助攻

酒精分解會消耗大量的維生素和礦物質。只喝酒不進食的話，反而會因為營養不足導致代謝變差，更容易變胖。建議各位用下酒菜補充酒精分解會消耗掉的維生素、礦物質及蛋白質。

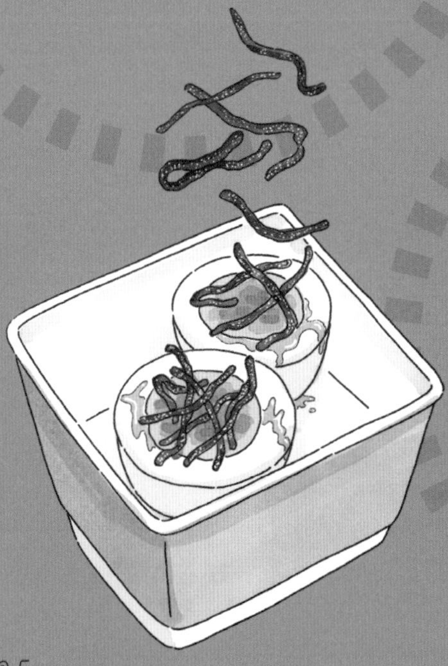

喝酒前後別忘了重要步驟！

喝酒前如果吃些無糖優格等乳製品，就能在胃部形成保護膜，降低酒精吸收率。另外，喝完隔天代謝仍處於較差狀態，這時要避免高醣分、高脂質食物，多補充喝酒失去的水分及鎂。

無壓力瘦身法

酒類挑選法

不知道喝什麼就選這些！

NG...

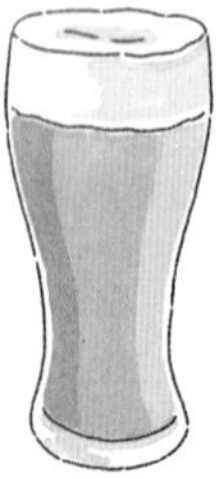

啤酒

含大量醣分，由於酒精濃度低，很容易喝太多。實在忍不住的時候請挑選零醣啤酒。

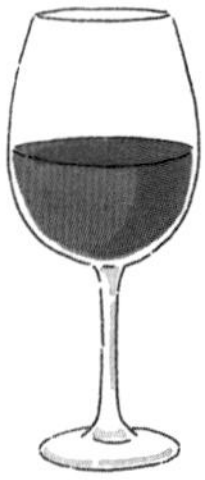

葡萄酒

減少高甜度白酒的攝取量。與清酒、啤酒相比，醣分較低的紅酒喝個2～3杯不成問題。

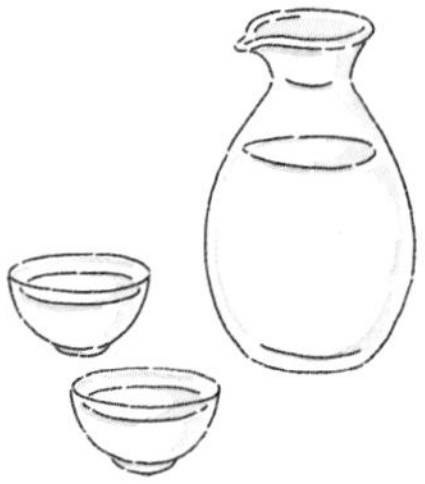

清酒

材料是米，因此醣分、熱量都算高。最近市面上可見零醣清酒，會是不錯的替代選項。

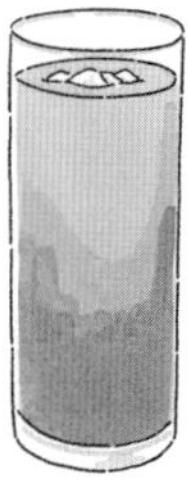

雞尾酒

甜味利口酒的砂糖用量都相當可觀。用果汁調製成的沙瓦醣分也很高，會建議喝現榨系列。

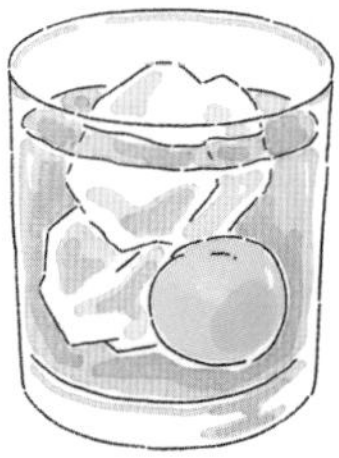

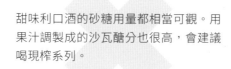

梅酒

製作過程會使用大量冰糖，所以醣分頗高。建議加水、氣泡水稀釋，避免只加冰塊飲用。

酒類不只含熱量，裡面的醣分也會帶來很大影響。
另外，酒精代謝的同時也會促進三酸甘油酯合成，
所以無論是喝哪種酒，都要記得準備個醒酒水（Chaser），才能避免過量喔！

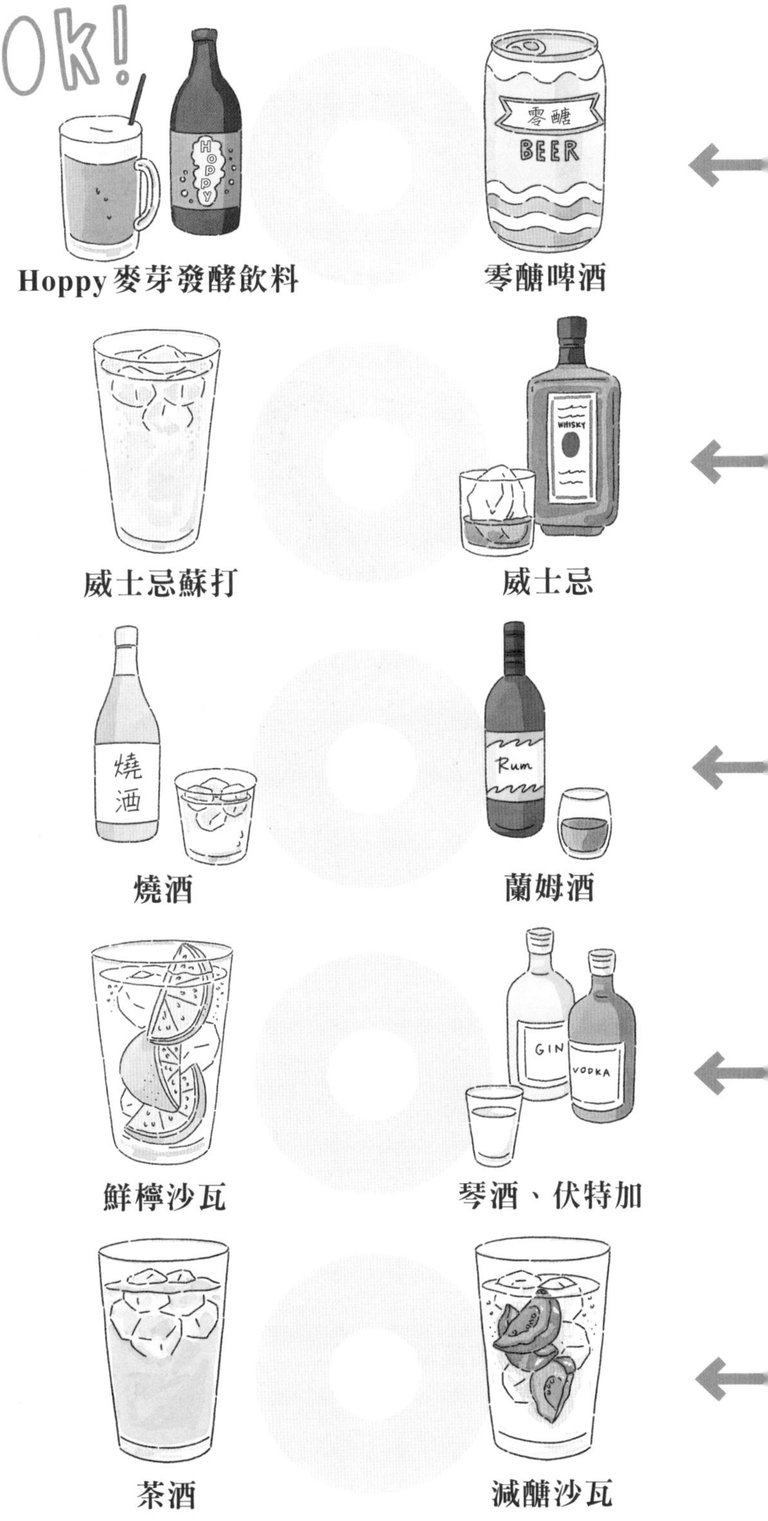

預防隔天水腫超有效！

鹽麴醃小黃瓜

營養價值（1人份）

蛋白質	1.5g
脂質	0.2g
碳水化合物	10.0g
醣類	8.9g
膳食纖維	1.1g

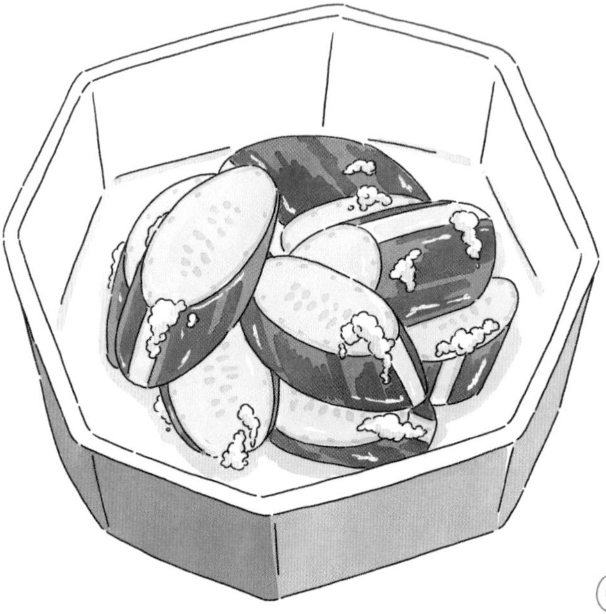

Check!

不只是下酒菜，
也能當成飲酒隔天的
餐點副菜

材料（2人份）

小黃瓜……2條
鹽麴……2大匙

作法

1：小黃瓜切成適口大小。

2：用鹽麴醃漬切好的小黃瓜一晚。

Point

醃過就能吃的萬能下酒菜

鹽麴是發酵食品，富含人稱「減重維生素」的維生素 B_1、B_2、B_6。小黃瓜的鉀則有排毒功效，兩者結合就成了最強下酒菜組合。不僅低熱量，營養價值又高，配酒實在有夠讚！

滿滿維生素帶來美肌效果！

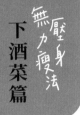

酪梨佐蘿蔔泥

營養價值（1人份）

蛋白質	2.5g
脂質	17.5g
碳水化合物	9.7g
醣類	3.1g
膳食纖維	6.6g

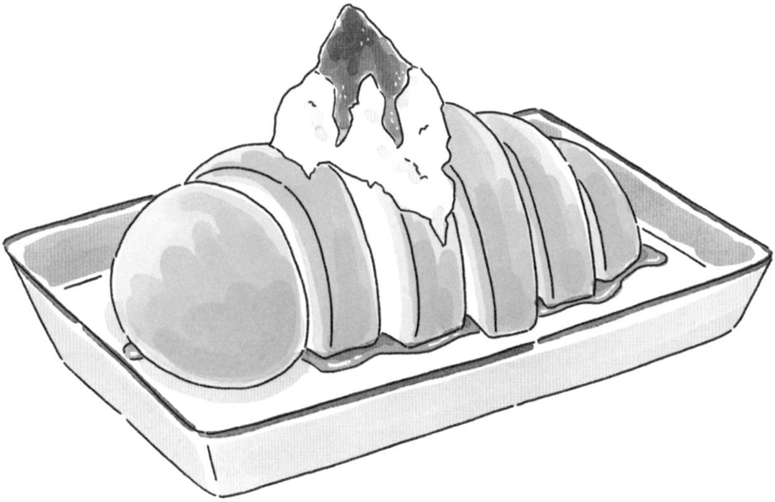

材料（2人份）

酪梨 …… 1顆

蘿蔔泥 …… 適量

醬油 …… 適量

作法

1：將酪梨剝皮，切成適口大小。

2：在切好的酪梨塊上擺放蘿蔔泥，澆淋醬油。

Check!

製作簡單又低醣！是對減肥、美容都很有幫助的下酒菜

Point

減肥＆美容效果絕佳的下酒菜

這道下酒菜的主角是酪梨，含大量對減肥極有幫助的好油及維生素。白蘿蔔的消化酵素在磨泥之後更能發揮功效。另外，酪梨所含的CoQ10（輔酵素Q10）和白蘿蔔辛辣成分的異硫氰酸鹽（Isothiocyanate）更具備抗氧化作用！

多做備用超方便的繽紛下酒菜

梅子風味胡蘿蔔絲沙拉

營養價值（1人份）

蛋白質	1.4g
脂質	4.3g
碳水化合物	17.1g
醣類	13.7g
膳食纖維	3.4g

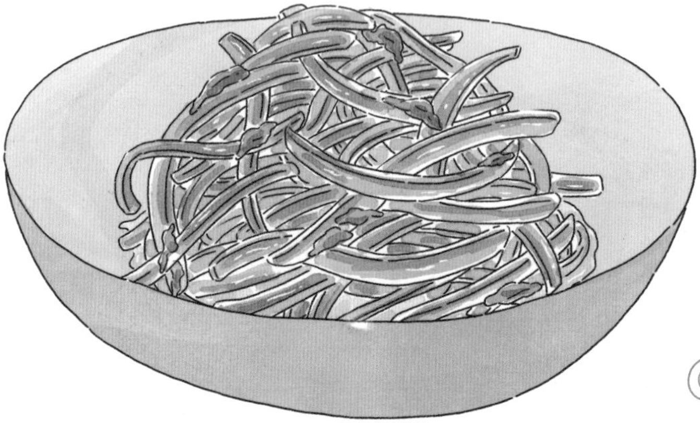

Check!

既能消除疲勞，
還能夠美肌！
很適合多做備用

材料（2人份）

胡蘿蔔……1條
蜂蜜梅子……4粒
橄欖油……適量

作法

1：胡蘿蔔切細絲。

2：梅子稍微剁碎。

3：把1、2跟橄欖油一起拌勻。

Point

能為疲憊的夜晚消除疲勞＆修復肌膚！

胡蘿蔔的β-胡蘿蔔素能在體內轉換成維生素，讓皮膚粘膜維持健康狀態。另外，梅子的檸檬酸也能消除疲勞，非常適合疲憊的夜晚食用。橄欖油還能預防便祕，是一道對女性好處多多的下酒菜！

營養價值（1人份）

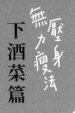

蛋白質	30.7g
脂質	2.5g
碳水化合物	13.9g
醣類	13.9g
膳食纖維	0.0g

鹹甜滋味很下酒！

甜辣醬拌炒雞胸肉

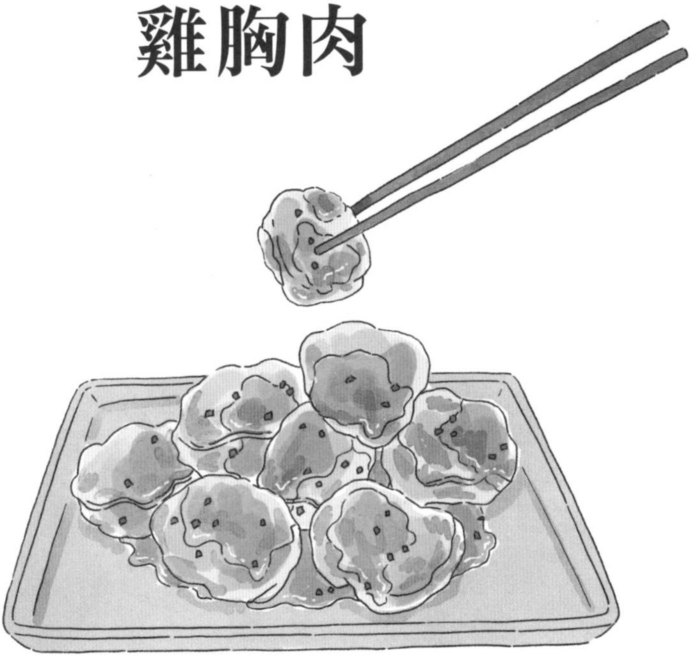

Check!

甜辣醬
讓標配雞胸肉
充滿異國風！

材料（2人份）

雞胸肉……1塊
甜辣醬……3大匙
橄欖油……2小匙

作法

1：雞胸肉切成適口大小。

2：將橄欖油倒入平底鍋加熱，切好的雞胸肉放入鍋中，煎7～8分鐘使其變熟。

3：加入甜辣醬，繼續拌炒1分鐘，將材料與醬汁拌勻。

Point

不只能分解酒精，還很有飽足感！

低脂高蛋白、維生素B_6含量也很豐富的雞胸肉做成鹹甜滋味，很適合跟酒一起享用。蛋白質有助酒精分解，同時還能補充缺乏的維生素，吃了讓人無比滿足。不過，甜辣醬的含醣量比其他調味料多，如果要加菜的話，會建議挑選蔬菜類料理。

用常見的毛豆做簡單變化！

橄欖油蒜辣毛豆

營養價值（1人份）

蛋白質	14.0g
脂質	19.6g
碳水化合物	13.8g
醣類	6.5g
膳食纖維	7.3g

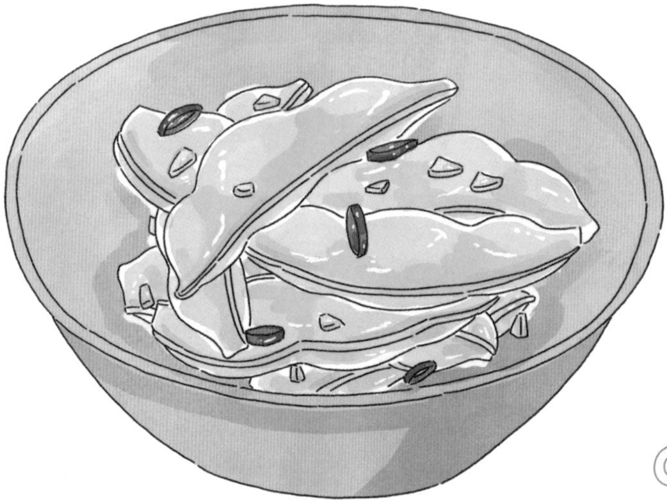

Check!

標配毛豆
做成微辣口味！
既美味又能
補充營養！

材料（2人份）

冷凍毛豆……200g
橄欖油蒜辣醬……2份

作法

1：冷凍毛豆微波解凍。

2：橄欖油蒜辣醬倒入平底鍋加熱，倒入毛豆拌勻。

3：拌炒1分鐘左右就能起鍋盛盤。

Point

最常見的下酒菜在營養層面也能與酒類完美搭配

不只是蛋白質，毛豆更含有豐富的膳食纖維、鉀、維生素B群，可說是減肥的標配食材。再加上沒有什麼味道，很適合與各種料理搭配。把下酒菜最常見的毛豆用橄欖油蒜辣醬調味，大蒜甚至能幫助消除疲勞。

營養價值（1人份）

蛋白質	18.9g
脂質	16.2g
碳水化合物	6.9g
醣類	4.8g
膳食纖維	2.1g

最強組合補充美味營養！

雞鬆de 無限青椒

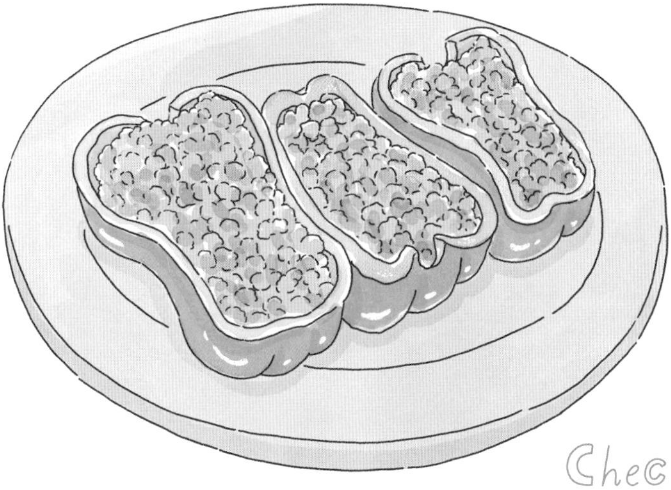

Check!

用青椒和肉這對最強組合幫忙打造易瘦體質！

材料（2人份）

青椒……3個
雞絞肉……200g
鰹魚露……2大匙
橄欖油……2小匙

作法

1：青椒去除蒂頭，對切成半。

2：橄欖油倒入平底鍋加熱，將雞絞肉拌炒2分鐘，炒熟後，加入鰹魚露拌勻。

3：將2塞進青椒。

Point

既能享受口感，還能補充維生素！

這道下酒菜能有效率地補充因為酒精分解較容易不足的維生素C，充分補足體內無法形成的維生素C。雞鬆和橄欖油也能分別攝取到蛋白質及油酸，享受美味的同時，更能幫助打造易瘦體質。

加熱烹調好美味，營養效果跟著UP！

番茄起司燒

營養價值（1人份）

蛋白質	4.1g
脂質	4.0g
碳水化合物	4.9g
醣類	3.9g
膳食纖維	1.0g

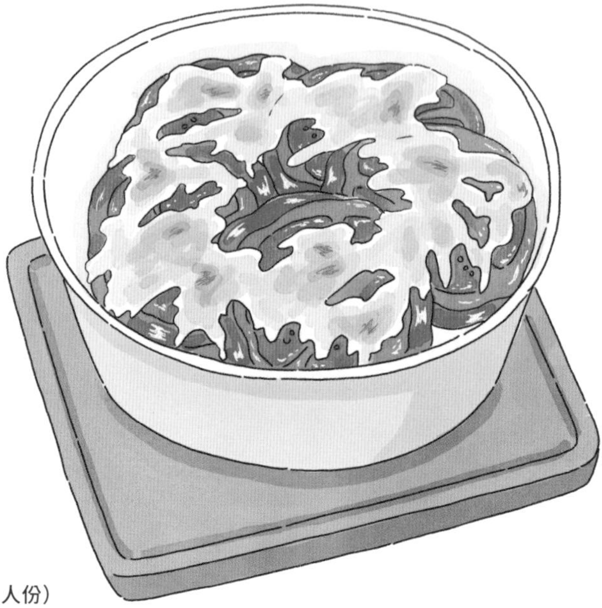

材料（2人份）

番茄……1顆

綜合起司……30g

Check!

起司的甲硫胺酸（胺基酸）還能解毒！

作法

1：番茄橫切成片狀。

2：將番茄片排入耐熱容器，擺上綜合起司。

3：放入烤箱，烤到起司變色，也可以微波加熱。

Point

能抑制血糖攀升，還有助分解酒精！

番茄的茄紅素能促進胰島素作用，抑制血糖上升，加熱後更能提高吸收率。起司則能補充酒精分解所需的甲硫胺酸，就營養層面來說，真的是非常適合配酒的組合。

營養價值（1人份）

蛋白質	9.9g
脂質	3.9g
碳水化合物	2.2g
醣類	1.3g
膳食纖維	0.9g

步驟超簡單的清爽下酒菜！

魩仔魚涼拌豆腐

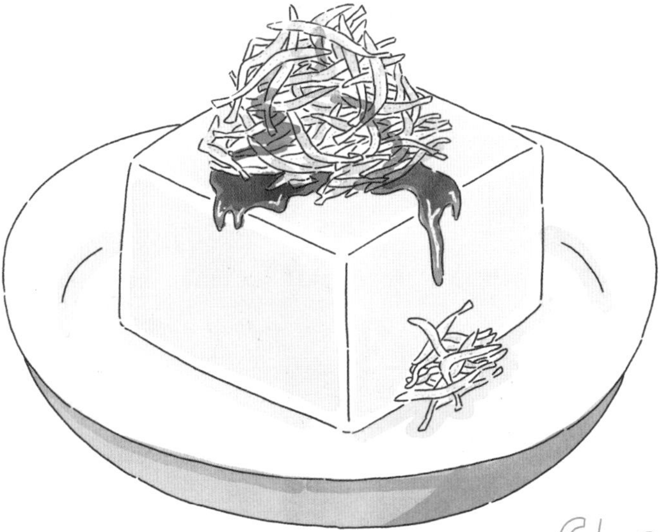

材料（2人份）

嫩豆腐……200g
魩仔魚……50g
醬油……適量

Check!

能同時攝取鈣和維生素D的簡單料理

作法

1：將魩仔魚擺在豆腐上。

2：接著澆淋醬油。也可以配點明太子做變化。

Point

口味清爽，又能攝取到身體所需營養素！

這道料理不只能吃進植物性蛋白質，還能補充人體容易缺乏的鈣和維生素D。魩仔魚含有鈣質，能促進減肥期間不可或缺的肌肉作用。跟著維生素D一起吸收的話不僅能提高鈣吸收率，還能增強免疫力，可說一舉兩得呢！

超輕鬆就能補充不足營養！

水煮蛋佐鹽昆布

營養價值（1人份）

蛋白質	6.6g
脂質	7.2g
碳水化合物	0.9g
醣類	0.6g
膳食纖維	0.3g

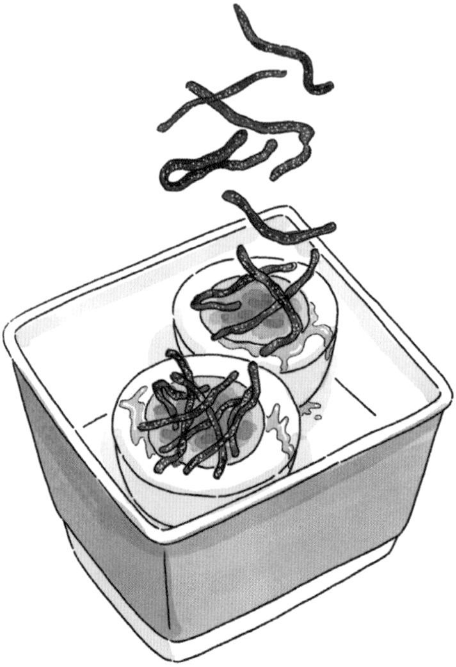

Check!

用完全營養品補上日本人容易缺乏的維生素

材料（2人份）

水煮蛋……2個
鹽昆布……適量
胡麻油……適量

作法

1：水煮蛋對半切。

2：在水煮蛋切面擺上鹽昆布，澆淋胡麻油。

Point

蛋白質再加上礦物質，補回失去的營養素！

吃水煮蛋不要只沾鹽，配上鹽昆布的話，就能從昆布補充鎂、鐵、鉀等維生素！徹底補足酒精分解時容易缺乏的營養素。胡麻油更含有具備抗氧化作用的芝麻素和維生素E，兼具美肌、凍齡等美容功效！

只要醣分別太高，想來個收尾料理也OK！

橄欖油蒜辣義大利風味麵

營養價值（1人份）

蛋白質	13.2g
脂質	12.7g
碳水化合物	13.7g
醣類	3.0g
膳食纖維	10.7g

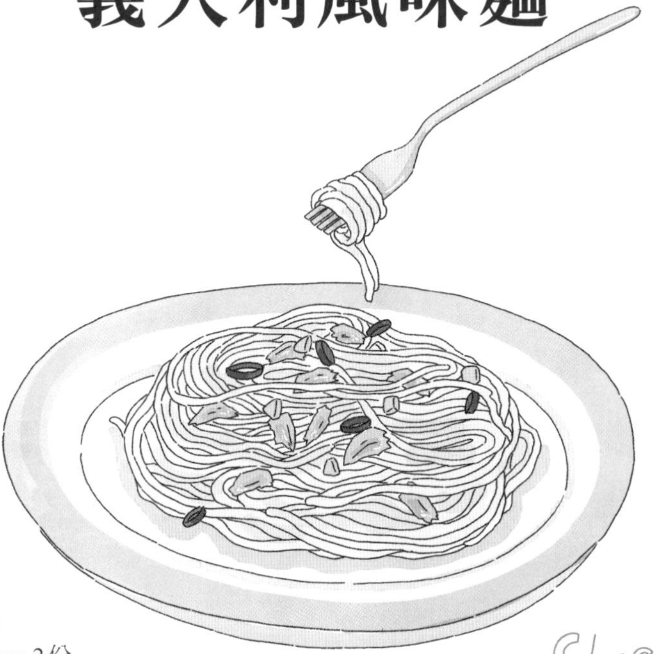

材料（2人份）

減醣麵……2包
橄欖油蒜辣醬……2份
鮪魚罐頭……2個

Check!

最後很想來個收尾料理的話，記得選減醣麵！

作法

1：瀝掉減醣麵的水分，微波加熱2分鐘。

2：加熱後再瀝掉一次水分，盛盤。

3：加入鮪魚和橄欖油蒜辣醬，拌勻即可。

Point

開心享用到最後，不用覺得好罪惡！

減肥期間都會想說要忍住，不能吃收尾料理，但如果選減醣麵，還是能開心品嘗，不必覺得罪惡。靠鮪魚罐頭增添蛋白質，再補上蔬菜、菇類做點變化，就能攝取到膳食纖維。除了橄欖油蒜辣醬，也能搭配其他醬料，算是變化多元，不怕吃膩的收尾料理。

COLUMN 4

一個不小心吃太多的時候……

減肥期間偶爾還是會稍微脫序吃太多。遇到這種情況時，就要用隔天補救回來！

❶ 減少進食量

吃太多的時候，隔天就必須減少每餐的進食量。建議要能讓自己覺得空腹肚子餓的時間比平常更長。只要空腹時間拉長，排毒效果也會變好。

❷ 減少醣分攝取量

1g的醣會吸收3～4g的水，攝取過量容易使體重增加。所以一旦吃太多，就要懂得減少48小時內的醣分攝取，必須比平常更少量，建議每天的分量大約為60g。

❸ 喝綠茶

綠茶富含兒茶素，能幫助減緩醣類吸收，非常適合醣分攝取過量時飲用。

❹ 攝取鉀

攝取能幫助排水的鉀，就能預防水腫。小黃瓜、酪梨等蔬菜富含鉀，很建議各位食用。

Chapter 6

請問保美老師！

諮詢室

無壓力瘦身法

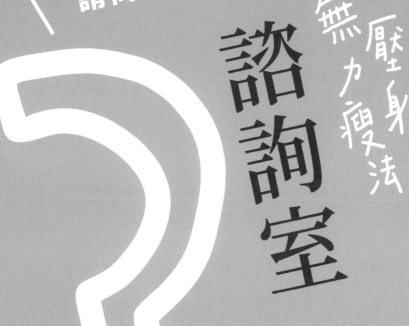

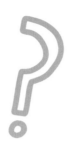

不喜歡吃肉……可以改吃什麼？

肉類所含的蛋白質可以改吃魚類、大豆、蛋類來取代，但這樣可能會造成鐵質不足，所以要吃的話，建議吃赤身魚（鮪魚、鰹魚等）。8～9成的女性都有鐵質不足的問題，但其實鐵在減肥期間能維持好情緒、有助調整身體狀態。

月經來之前食慾大增怎麼辦？

月經來之前黃體素（Progesterone）分泌增加，身體會啟動貯水機制，食慾也會跟著大開。建議這時可以吃含有異黃酮素的大豆食品，來調節荷爾蒙平衡。另外，這段期間也會比較容易感到有壓力，與其忍耐下來，不妨吃些減醣食品來紓壓。最近超商也都能買到減醣巧克力（每袋醣分僅4.0g左右）等商品喔。

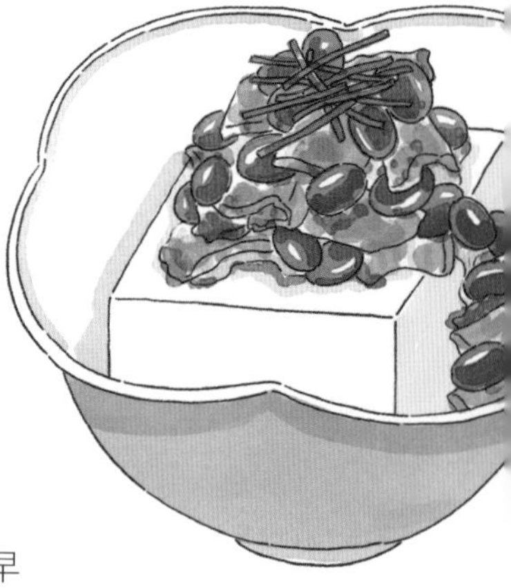

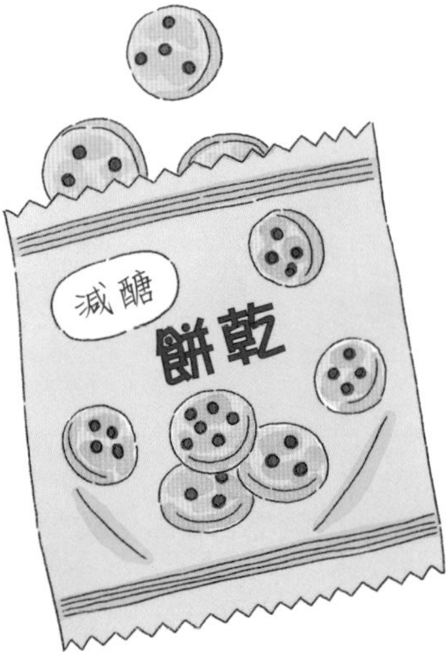

可以不要吃早餐嗎？

早上不會肚子餓，沒有吃早餐習慣的人其實不用強迫自己開始吃早餐。不過，少吃一餐就會少攝取營養素，建議可以喝個蛋白飲，補充蛋白質。

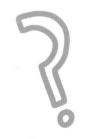

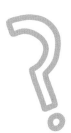

MCT油、椰子油要怎麼吃？

這兩種油都會在體內成為酮體，有助脂肪燃燒，是減肥效果極佳的油類。但兩種都不適合加熱，所以會建議直接淋在料理上使用。MCT油是液體狀，可以跟蛋白飲混合，或是作為沙拉淋醬。椰子油則會建議加1小匙在熱咖啡裡飲用。

超想吃甜食怎麼辦？

自己要學會設定「超標線」，才能避免過量。例如，「醣分要控制在10g以下」，這樣壓力就不會像完全不能碰那麼大，又能控制進食量。超想吃甜食的時候，建議挑選減醣的希臘優格或能量棒，並在代謝較好的白天享用。

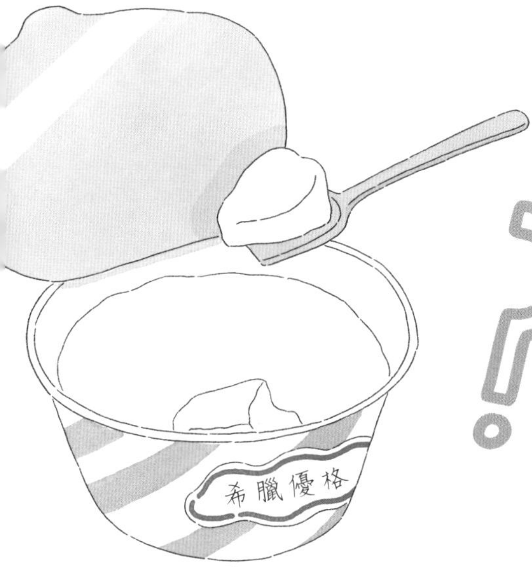

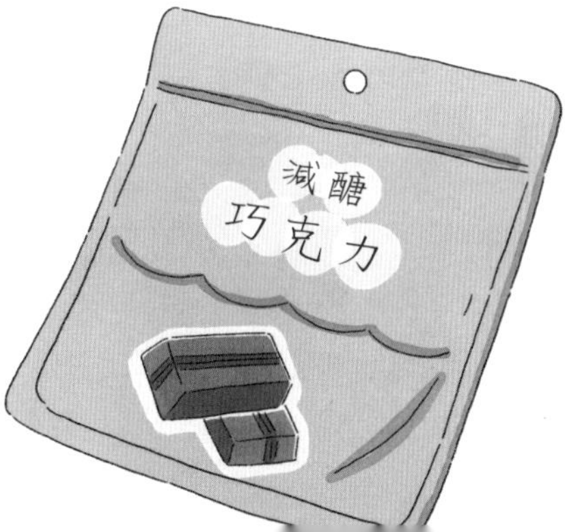

要怎麼挑選蛋白產品？

蛋白可以大致區分成「乳清蛋白」「大豆蛋白」「酪蛋白」三種，最近的主流產品是乳清蛋白和大豆蛋白。乳清蛋白能快速吸收入體內，提升肌肉修復力，對於有運動習慣的人是最佳選項。大豆蛋白吸收較緩慢，能維持長時間飽足感，適合當成早餐或餐間點心，再加上內含異黃酮素，可說非常適合女性。想要不運動也能「無壓力瘦身」的話，最推薦的是大豆蛋白。

什麼東西很晚吃也沒關係？

能不吃當然是最好……但忍耐會形成壓力，真的超想吃的時候，就挑選好消化的湯類或溫蔬菜餐點吧。如果是蛋白質類，低脂食物會相對好消化，所以可以選豆腐等大豆食品。不過，最好是能在就寢前4小時就吃完晚餐。

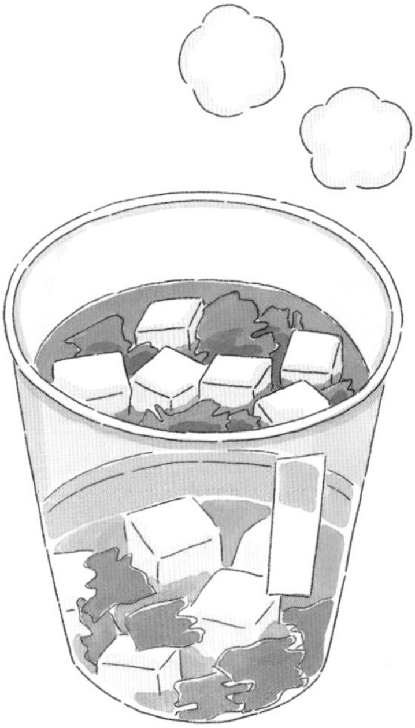

營養品怎麼吃才聰明？

綜合維生素及綜合礦物質建議在餐後服用，才能提高吸收率。維生素C則建議在就寢前，因為這樣才能幫助形成膠原蛋白、促進分泌成長激素。維生素B群及維生素C為水溶性，若未使用完畢就會排出體外，所以建議少量多次攝取。

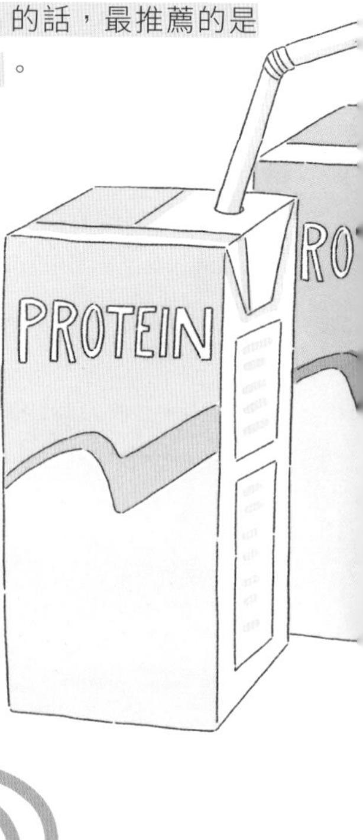

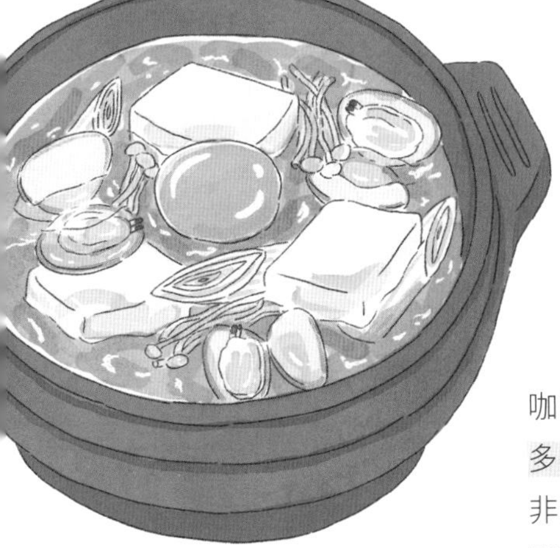

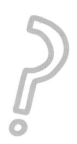

可以喝咖啡嗎？

咖啡含有一種名叫綠原酸的多酚，能分解脂肪，反而會非常推薦減肥期間喝咖啡。而且，咖啡還能抑制血糖上升，這也是為什麼會常說飯後可以來杯咖啡。市面上還有無咖啡因的咖啡，不喜歡咖啡因的人可以參考看看。

減肥期間的推薦飲料？

覺得外食或超商餐點的脂質含量有點太高時，就要搭配能抑制脂質吸收的烏龍茶。另外，綠茶富含鉀、咖啡因，能消除水腫，兒茶素則有助燃脂。氣泡水能讓體溫升高，促進血液循環，所以也是很不錯的選項，空腹時飲用還能抑制食慾。無論是哪種飲料，建議每天的飲用量約為500ml。對於不喜歡喝大量白開水的人而言，不妨用這些飲料來補充水分。

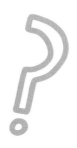

不太會自己煮，體重也能減下來嗎？

以結果來說當然沒問題。我平常進行營養指導時，也是有很多受指導對象沒有自己煮的習慣。這個時候就要懂得怎麼選擇外食，從沙拉開始吃，控制醣分攝取量，注意挑選和進食方式變得很重要。最近，其實不少大型外食連鎖業者推出許多適合減肥的菜單，超商的低醣類食品品項也愈來愈多，都是非常好的選項。

前一晚喝太多酒的話，隔天吃什麼比較好？

喝酒之後身體會需要代謝酒精，導致維生素及礦物質不足，隔天的代謝也會跟著變差，攝取醣分和脂質的話，就很容易形成脂肪。所以，前一晚喝酒的話，隔天的餐點就要以蛋白質和膳食纖維為主，挑選一些好消化的食物。

想改善手腳冰冷問題！

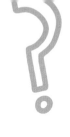

手腳冰冷的原因很多，但從飲食生活的角度來看，有可能是蛋白質、脂質、維生素E不足所造成。攝取的蛋白質轉換成能量後，其中3成會變成體溫，脂質則具有保溫作用。再者，堅果、酪梨所含的維生素E有助血液循環。各位可以逐一審視這些成分是否攝取不足，重新評估飲食生活。

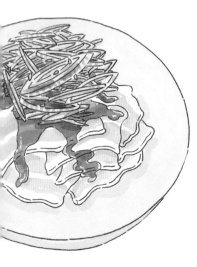

很容易疲累時怎麼辦？

這是我在私人健身房擔任營養指導時，民眾常有的煩惱。容易疲累很可能是維生素B群不足造成。肉類和魚類的蛋白質裡含有維生素B群，光靠蔬菜很難補足所需分量。另外，光靠單一食物，例如只吃里肌肉來攝取蛋白質也不好。這樣反而會導致維生素B群、胺基酸跟著失衡。想要攝取蛋白質，就該挑選各種肉類、魚類、大豆等食物，才能均衡吸收。

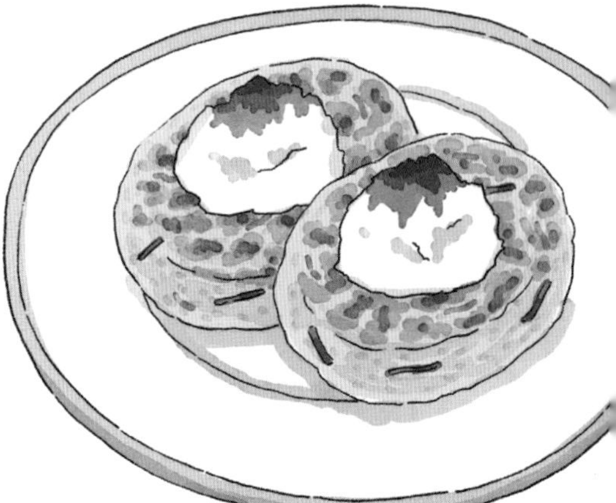

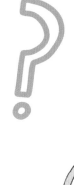

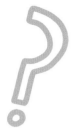

怎麼改善水腫體質？

一般會認為水腫是飲酒過量、鹽分或水分攝取過量造成，但其實最常見的原因是醣分過量。1g的醣會吸收3～4g的水，導致腰圍、臉部、腿部容易浮腫。筆者自身就是水腫體質，嚴重到甚至能從照片判斷當天是否醣分攝取過量！而且，蛋白質不足也很容易引發水腫。筆者之前曾經遇過身體纖瘦、臉卻很圓的受指導者，就在她開始喝蛋白飲之後，臉立刻跟著變尖呢。有水腫煩惱的人可以確認自己是否醣分攝取過量？或是蛋白質不足？

有沒有一週就能讓身形看起來變輕盈的方法？

快速減重很容易復胖，所以筆者不是很推薦，但還是有一些可以讓身形看起來變俐落的方法。這個方法無需燃脂，而是透過改善水腫，也就是積極控制夾帶大量水分的醣分攝取量，徹底執行低醣、高蛋白飲食。書中所說的無壓力瘦身不是在一週內快速減重，而是用1～2個月的時間讓體重下降，接著再讓體重持平1個月。這段持平期間很關鍵，必須讓體重、體型穩定下來，降低復胖機率。所以，原則上還是不要想著快速減重，應該要在可接受的範圍內堅持持續下去。

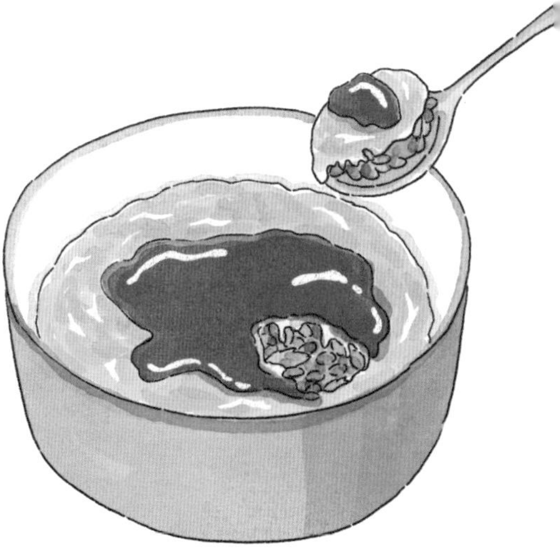

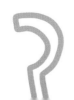

結尾

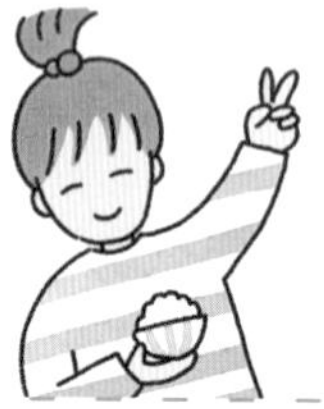

大家對健康、美容關注度更高的同時，在飲食限制、運動上所構成的壓力似乎也跟著增加。這促使我提出了不必痛苦運動，還能享受餐點飲酒的「無壓力瘦身法」。

各位已經可以丟掉「忍耐才能瘦下來」的刻板印象。

正如書中所述，就算沒有自己煮，吃外食或超商一樣有機會瘦下來。重點在於懂得怎麼挑選吃了不會胖的食物，以及怎麼吃才正確，只要掌握這兩個關鍵，吃就對了！已經有許多人靠這個方法，在享受食物的同時，輕鬆且成功減重。

就算短時間內體重沒有下降也別覺得焦慮。因為這時體內已經開始起變化。從外觀應該也會發現變得比較不容易水腫、腰圍小一號，一定會出現某些讓人開心的變化。

無壓力瘦身法不僅能減重，還能管理身體狀態、提升心理健康，甚至還能抗老化，可說是一舉數得的減肥法。

請各位讀者試試這個輕鬆的方法，打造美麗體態和健康心靈。

管理營養師　高杉保美

参考文献

○ 吉田企世子、松田早苗『おいしく健康をつくる あたらしい栄養学』高橋書店（2010）
○ 白澤卓二『体が生まれ変わる「ケトン体」食事法』三笠書房（2015）
○ 白澤卓二、斎藤糧三『ケトジェニックダイエット アドバイザー教本』日本ファンクショナルダイエット協会
○ 江部康二『糖尿病治療のための！ 糖質制限食パーフェクトガイド』東洋経済新報社（2013）
○ 工藤一彦『からだによく効く栄養の本』実務教育出版（2009）
○ 伊藤裕『ココロとカラダを元気にする ホルモンのちから』高橋書店（2017）
○ 白澤卓二『あなたを生かす油 ダメにする油 ココナッツオイルの使い方は8割が間違い』KADOKAWA（2015）
○ デイビッド・パールマター、クリスティン・ロバーグ、白澤卓二（訳）『「いつものパン」があなたを殺す』三笠書房（2015）
○ 山田豊文『【図解】脳がよみがえる断食力』青春出版社（2016）
○ 溝口徹『まず「白米」をやめなさい！』あさ出版（2015）
○ 釣部人裕『油が決める健康革命 油を変えれば体は変わる』ダイナミックセラーズ出版（2014）
○ 三浦理代、永山久夫『からだによく効く 食材&食べあわせ手帖』池田書店（2010）
○ 岡田正彦『人はなぜ太るのか 肥満を科学する』岩波書店（2006）
○ 森拓郎『運動指導者が教える 食事10割でヤセる技術』ワニブックス（2014）
○ 石原新菜『なぜ空腹が体にいいのか？』洋泉社（2015）

國家圖書館出版品預行編目（CIP）資料

無壓力瘦身法：營養師教你超商、外食、喝酒、食材選擇
的瘦身法／高杉保美著；蔡婷朱譯. -- 初版. -- 臺中市：
晨星出版有限公司，2023.12
　　面；　公分. --（知的！；223）

譯自：ずぼら管理栄養士が教える ずるやせダイエット
ISBN 978-626-320-666-3（平裝）

1.CST: 減重　2.CST: 健康飲食　3.CST: 健康法

411.94　　　　　　　　　　　　　　　112016896

知的！223	# 無壓力瘦身法

營養師教你超商、外食、喝酒、食材選擇的瘦身法

ずぼら管理栄養士が教える ずるやせダイエット

填回函，送 Ecoupon

作者	高杉保美
內文圖版	木村由香利（986desing）
插畫	今井夏子
營養計算	藤井沙惠
譯者	蔡婷朱
編輯	吳雨書
封面設計	ivy_design
美術設計	黃偵瑜
創辦人	陳銘民
發行所	晨星出版有限公司 407台中市西屯區工業30路1號1樓 TEL:（04）23595820　FAX:（04）23550581 E-mail:service@morningstar.com.tw http://www.morningstar.com.tw 行政院新聞局局版台業字第2500號
法律顧問	陳思成律師
初版	西元2023年12月15日　初版1刷
讀者服務專線	TEL:（02）23672044 /（04）23595819#212
讀者傳真專線	FAX:（02）23635741 /（04）23595493
讀者專用信箱	service@morningstar.com.tw
網路書店	http://www.morningstar.com.tw
郵政劃撥	15060393（知己圖書股份有限公司）
印刷	上好印刷股份有限公司

定價350元

ISBN 978-626-320-666-3

ZUBORA KANRIEIYŌSHI GA OSHIERU ZURUYASE DIET
by Homi Takasugi
Copyright © 2021 Homi Takasugi
Original Japanese edition published by WAVE PUBLISHERS CO., LTD.
All rights reserved
Chinese (in complex character only) translation copyright © 2023 by Morning Star
Publishing Inc.
Chinese (in complex character only) translation rights arranged with
WAVE PUBLISHERS CO., LTD. through Bardon-Chinese Media Agency, Taipei.